川島隆太教授の脳トレ

計算大全

日めくり366日

大全

数字パズル編

監修
東北大学教授
川島隆太

学研

東北大学教授　川島隆太

楽しい計算問題で脳を鍛えましょう

　私が取り組んでいる「脳イメージング研究」は、ＭＲＩや光トポグラフィのような機械で脳を撮影し、流れている血液の量に応じて、脳のどの部分が働いているかを調べるというものです。

　この研究から、「文字を書く」「声に出して読む（音読）」「単純計算」が、脳の前頭葉にある前頭前野を大変活発に働かせることが科学的にわかっており、また、本書にある計算問題も脳の活性化に高い効果があることが実験でわかりました。

　脳の前頭前野は、人間が人間らしい生活をするために必要な高度な働きをする、脳の中でもっとも重要な場所です。本書のドリルでここを鍛えるということが、「考える力」「生きる力」をより向上させることにもつながります。

　本書は、コインの足し算、スピード足し算などいろいろな計算問題に取り組めるように構成しています。また書き込み式ですから、毎日続けることによって脳がどんどん活性化していきます。

　脳が元気なのは朝。朝の日課に取り入れてもいいですね。

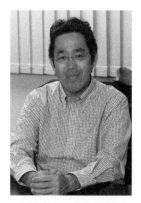

川島隆太教授

東北大学　加齢医学研究所所長
1959年千葉県に生まれる。
1985年東北大学医学部卒業。同大学院医学研究科修了。医学博士。スウェーデン王国カロリンスカ研究所客員研究員、東北大学助手、同専任講師を経て、現在同大学教授として高次脳機能の解明研究を行う。脳のどの部分にどのような機能があるのかを調べる研究の、日本における第一人者。

本書で脳の健康を守りましょう

　どんな作業で脳が活性化するのかを調べるために、多数の実験を東北大学と学研との共同研究によって行いました。この研究により、本書にあるような計算問題を解く作業で実験したところ、前頭葉の働きが大変活発になることがわかりました。

　実験は、本書と同じタイプの計算問題を解く作業を、光トポグラフィという装置を用いて、脳の血流の変化を調べていきました（下の写真が実験の様子です）。その結果、下の画像を見てわかるとおり、安静時に比べて問題を解いているときは、脳の血流が増え、活性化していることが最新の脳科学によって判明したのです。

　本書では、単純計算を基本とした、様々なタイプの問題を掲載しています。興味・関心を持って取り組め、目的意識も引き出しやすく、脳の活性化に適しています。本書の計算問題で、ぜひ毎日、脳を鍛えていきましょう。

「脳活性」実験の様子

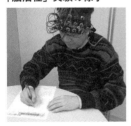

「光トポグラフィ」という装置で脳血流の変化を調べます。本書にあるタイプの計算問題が、前頭葉の活性化に効果があることが実験でわかりました。

安静時の脳

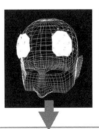

白く表示されているのは、脳が安静時の状態にあることを示しています。

前頭葉の働きが活発に！

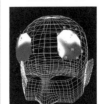

本書の計算を解いているとき

問題に取り組むと、前頭葉の血流が増え脳が活性化します。

1日 全部でいくら

10問達成！

答えはページをめくった後ろにあります。

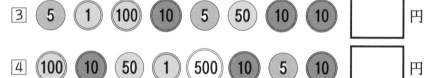

月　日

得点　／10

コインで足し算。合計額はいくらになるでしょう。

1　50　500　1　100　1　50　50　500　□ 円

2　1　10　5　500　100　100　10　500　□ 円

3　5　1　100　10　5　50　10　10　□ 円

4　100　10　50　1　500　10　5　10　□ 円

5　50　10　100　5　1　50　100　5　□ 円

6　500　10　100　5　1　50　10　5　□ 円

7　50　1　100　50　50　5　1　100　□ 円

8　1　10　50　100　100　50　100　1　□ 円

9　10　5　100　5　10　100　5　1　□ 円

10　100　500　10　500　10　50　1　10　□ 円

365日の答え ▶ 1 12　2 10　3 7　4 14　5 4　6 6　7 16　8 13　9 9　10 5

4

時間の筆算です。□時間□分と答えましょう。

1　22 時間 41 分

　− 8 時間 6 分

　□ 時間 □ 分

5　21 時間 35 分

　+ 12 時間 35 分

　□ 時間 □ 分

2　11 時間 16 分

　+ 4 時間 27 分

　□ 時間 □ 分

6　16 時間 25 分

　− 5 時間 20 分

　□ 時間 □ 分

3　24 時間 20 分

　+ 16 時間 40 分

　□ 時間 □ 分

7　6 時間 23 分

　+ 14 時間 48 分

　□ 時間 □ 分

4　18 時間 25 分

　+ 13 時間 25 分

　□ 時間 □ 分

8　18 時間 34 分

　− 3 時間 42 分

　□ 時間 □ 分

366日▶　1 59　2 80　3 55　4 46　5 71
の答え▶　6 32　7 24　8 19　9 9　10 37

5

□には、＋か－が入ります。あてはまる符号を書き式を完成させましょう。

| ① | 9 □ 1 □ 8 = 18 | ⑪ | 5 □ 2 □ 9 = 12 |

① 9 □ 1 □ 8 = 18

② 1 □ 7 □ 5 = 3

③ 6 □ 5 □ 3 = 8

④ 5 □ 8 □ 4 = 17

⑤ 9 □ 3 □ 2 = 4

⑥ 8 □ 2 □ 9 = 15

⑦ 7 □ 4 □ 8 = 11

⑧ 2 □ 9 □ 3 = 8

⑨ 10 □ 3 □ 1 = 6

⑩ 3 □ 2 □ 4 = 9

⑪ 5 □ 2 □ 9 = 12

⑫ 8 □ 6 □ 1 = 1

⑬ 4 □ 7 □ 3 = 8

⑭ 3 □ 1 □ 5 = 7

⑮ 6 □ 2 □ 6 = 14

⑯ 7 □ 9 □ 2 = 14

⑰ 2 □ 7 □ 8 = 17

⑱ 1 □ 8 □ 5 = 4

⑲ 8 □ 7 □ 9 = 10

⑳ 6 □ 2 □ 8 = 12

1日の答え ▶ ① 1252　② 1226　③ 191　④ 686　⑤ 321
⑥ 681　⑦ 357　⑧ 412　⑨ 236　⑩ 1181

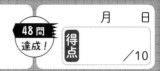

4日 スピード足し算

できるだけ早く足し算をしましょう。数字をメモして計算してもOKです。

1 $6 + 1 + 8 + 2 + 5 + 9 + 2 + 4 + 7 + 1 =$

2 $3 + 9 + 5 + 7 + 4 + 1 + 6 + 2 + 8 + 9 =$

3 $1 + 4 + 3 + 8 + 5 + 6 + 3 + 8 + 2 + 4 =$

4 $7 + 5 + 9 + 4 + 2 + 8 + 3 + 7 + 6 + 2 =$

5 $4 + 1 + 3 + 2 + 6 + 8 + 1 + 3 + 8 + 5 =$

6 $2 + 1 + 7 + 9 + 4 + 6 + 4 + 8 + 9 + 6 =$

7 $3 + 3 + 6 + 2 + 5 + 8 + 2 + 7 + 4 + 3 =$

8 $8 + 4 + 5 + 8 + 2 + 8 + 7 + 3 + 1 + 9 =$

9 $5 + 3 + 7 + 9 + 5 + 2 + 8 + 2 + 3 + 7 =$

10 $4 + 4 + 3 + 6 + 5 + 2 + 8 + 1 + 7 + 2 =$

2日
の答え ▶ 1 14, 35 2 15, 43 3 41, 0 4 31, 50
5 34, 10 6 11, 5 7 21, 11 8 14, 52

68問達成！

月　日

得点　／20

次の計算をしましょう。

① $3 - 1 + 15 =$

② $17 + 14 - 8 =$

③ $9 + 2 - 8 =$

④ $18 - 6 + 8 =$

⑤ $7 + 5 + 2 =$

⑥ $20 - 4 + 7 =$

⑦ $14 + 7 - 9 =$

⑧ $28 - 14 - 5 =$

⑨ $16 + 4 - 9 =$

⑩ $9 + 12 + 3 =$

⑪ $22 + 6 - 9 =$

⑫ $13 - 6 + 12 =$

⑬ $25 - 5 - 7 =$

⑭ $9 + 9 - 3 =$

⑮ $11 - 7 + 4 =$

⑯ $23 - 9 - 6 =$

⑰ $5 + 7 - 8 =$

⑱ $4 + 13 - 6 =$

⑲ $20 - 7 - 10 =$

⑳ $8 + 4 - 3 =$

3日の答え▶ ① +, + ② +, − ③ +, − ④ +, + ⑤ +, − ⑥ −, + ⑦ −, + ⑧ +, − ⑨ −, − ⑩ +, + ⑪ −, + ⑫ −, − ⑬ +, − ⑭ −, + ⑮ +, + ⑯ +, − ⑰ +, + ⑱ +, − ⑲ −, + ⑳ −, +

8

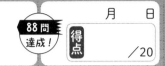
□にあてはまる数を書きましょう。

1　$65 \div \boxed{} = 13$

2　$\boxed{} + 9 = 23$

3　$5 \times \boxed{} = 45$

4　$\boxed{} - 3 = 6$

5　$36 \div \boxed{} = 6$

6　$8 + \boxed{} = 15$

7　$9 - \boxed{} = 4$

8　$\boxed{} \times 6 = 54$

9　$\boxed{} \div 8 = 6$

10　$7 + \boxed{} = 14$

11　$4 \times \boxed{} = 36$

12　$\boxed{} - 8 = 7$

13　$63 \div \boxed{} = 9$

14　$\boxed{} + 6 = 13$

15　$5 \times \boxed{} = 30$

16　$\boxed{} - 9 = 3$

17　$\boxed{} \times 2 = 16$

18　$24 \div \boxed{} = 4$

19　$16 - \boxed{} = 8$

20　$\boxed{} - 4 = 9$

4日の答え ▶ 1 45　2 54　3 44　4 53　5 41　6 56　7 43　8 55　9 51　10 42

9

次の計算をしましょう。

[1]　$11 - 4 + 9 =$

[11]　$4 + 5 + 7 =$

[2]　$42 ÷ 6 =$

[12]　$9 × 6 =$

[3]　$9 - 3 + 4 =$

[13]　$18 - 5 + 9 =$

[4]　$5 × 3 =$

[14]　$16 ÷ 4 =$

[5]　$9 + 5 - 6 =$

[15]　$18 + 2 - 5 =$

[6]　$25 ÷ 5 =$

[16]　$56 ÷ 7 =$

[7]　$12 - 8 + 7 =$

[17]　$14 - 7 + 8 =$

[8]　$6 × 6 =$

[18]　$36 ÷ 9 =$

[9]　$13 - 7 - 2 =$

[19]　$9 + 6 - 3 =$

[10]　$81 ÷ 9 =$

[20]　$7 × 4 =$

5日▶の答え　[1] 17　[2] 23　[3] 3　[4] 20　[5] 14　[6] 23　[7] 12　[8] 9　[9] 11　[10] 24　[11] 19　[12] 19　[13] 13　[14] 15　[15] 8　[16] 8　[17] 4　[18] 11　[19] 3　[20] 9

10

□には、＋か－が入ります。あてはまる符号を書き式を完成させましょう。

1　5 □ 2 □ 7 ＝14

2　10 □ 3 □ 5 ＝12

3　4 □ 5 □ 3 ＝ 6

4　7 □ 8 □ 5 ＝10

5　8 □ 1 □ 2 ＝ 5

6　12 □ 5 □ 6 ＝11

7　7 □ 3 □ 8 ＝12

8　5 □ 6 □ 5 ＝16

9　21 □ 12 □ 5 ＝14

10　6 □ 2 □ 11 ＝15

11　8 □ 3 □ 5 ＝ 6

12　7 □ 6 □ 2 ＝15

13　9 □ 7 □ 8 ＝10

14　25 □ 3 □ 8 ＝14

15　6 □ 9 □ 1 ＝16

16　17 □ 3 □ 2 ＝18

17　8 □ 1 □ 8 ＝15

18　23 □ 4 □ 5 ＝14

19　4 □ 5 □ 7 ＝16

20　11 □ 2 □ 4 ＝13

6日
の答え▶ 1 5　2 14　3 9　4 9　5 6　6 7　7 5　8 9　9 48　10 7
11 9　12 15　13 7　14 7　15 6　16 12　17 8　18 6　19 8　20 13

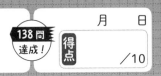

できるだけ早く足し算をしましょう。数字をメモして計算してもOKです。

① 3 + 2 + 6 + 1 + 4 + 7 + 3 + 9 + 5 + 8 =

② 5 + 6 + 1 + 4 + 8 + 3 + 5 + 1 + 4 + 9 =

③ 1 + 4 + 2 + 7 + 1 + 8 + 9 + 4 + 8 + 9 =

④ 7 + 5 + 6 + 9 + 2 + 5 + 1 + 3 + 4 + 2 =

⑤ 3 + 8 + 4 + 2 + 9 + 1 + 6 + 9 + 3 + 4 =

⑥ 6 + 7 + 1 + 4 + 3 + 2 + 4 + 7 + 2 + 5 =

⑦ 9 + 3 + 4 + 1 + 6 + 8 + 6 + 7 + 5 + 1 =

⑧ 2 + 5 + 4 + 3 + 5 + 4 + 9 + 2 + 7 + 6 =

⑨ 6 + 8 + 7 + 6 + 7 + 2 + 3 + 1 + 9 + 3 =

⑩ 1 + 4 + 9 + 8 + 3 + 1 + 5 + 4 + 2 + 7 =

7日
の答え ▶ ① 16 ② 7 ③ 10 ④ 15 ⑤ 8 ⑥ 5 ⑦ 11 ⑧ 36 ⑨ 4 ⑩ 9
⑪ 16 ⑫ 54 ⑬ 22 ⑭ 4 ⑮ 15 ⑯ 8 ⑰ 15 ⑱ 4 ⑲ 12 ⑳ 28

次の計算をしましょう。

① $10 - 3 - 3 =$	⑪ $12 - 6 + 3 =$
② $5 - 2 + 8 =$	⑫ $8 + 5 + 4 =$
③ $6 + 3 - 7 =$	⑬ $13 - 8 + 6 =$
④ $2 + 8 + 5 =$	⑭ $7 + 11 - 5 =$
⑤ $12 - 7 + 6 =$	⑮ $8 - 6 + 18 =$
⑥ $9 + 8 - 4 =$	⑯ $5 - 2 + 2 =$
⑦ $8 + 12 - 6 =$	⑰ $4 + 8 + 16 =$
⑧ $20 - 3 - 9 =$	⑱ $3 - 1 + 19 =$
⑨ $5 + 7 - 2 =$	⑲ $24 - 8 - 2 =$
⑩ $14 + 3 + 8 =$	⑳ $5 + 7 - 10 =$

8日
の答え ▶ ① +, + ② −, + ③ +, − ④ +, − ⑤ −, − ⑥ +, − ⑦ −, +
⑧ +, + ⑨ −, + ⑩ −, + ⑪ +, − ⑫ +, + ⑬ −, + ⑭ −, −
⑮ +, + ⑯ +, − ⑰ −, + ⑱ −, − ⑲ +, + ⑳ −, +

線でつながったマスどうしを足して、□に答えを書きましょう。

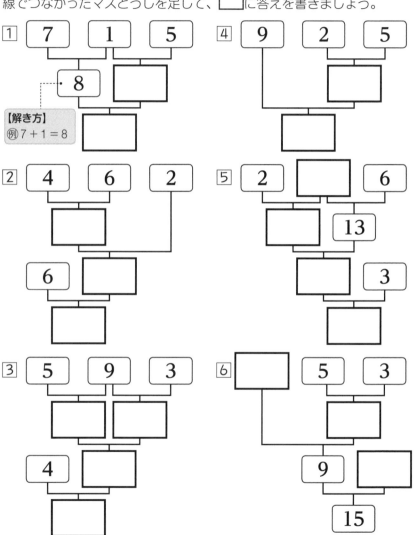

① 7　1　5
・8
【解き方】
例 7 + 1 = 8

④ 9　2　5

② 4　6　2
6

⑤ 2　□　6
13
3

③ 5　9　3
4

⑥ □　5　3
9
15

次の計算をしましょう。

①
```
    1  6
 +  3  7
 ────────
```

②
```
    5  1
 +  2  4
 ────────
```

③
```
    3  8
 +  4  7
 ────────
```

④
```
    7  5
 +  2  5
 ────────
```

⑤
```
    8  3
 -  6  9
 ────────
```

⑥
```
    7  4
 -  5  2
 ────────
```

⑦
```
    5  4
 -  1  7
 ────────
```

⑧
```
    6  8
 -  2  9
 ────────
```

□にあてはまる数を書きましょう。

1　$15 - \boxed{} = 9$

2　$\boxed{} + 8 = 10$

3　$2 \times \boxed{} = 6$

4　$\boxed{} \div 5 = 5$

5　$7 + \boxed{} = 13$

6　$\boxed{} \times 3 = 15$

7　$14 \div \boxed{} = 7$

8　$\boxed{} - 12 = 3$

9　$\boxed{} + 7 = 12$

10　$8 \times \boxed{} = 32$

11　$\boxed{} \div 3 = 8$

12　$\boxed{} + 12 = 19$

13　$9 \times \boxed{} = 45$

14　$\boxed{} - 7 = 18$

15　$3 \times \boxed{} = 27$

16　$56 \div \boxed{} = 8$

17　$\boxed{} + 5 = 14$

18　$64 \div \boxed{} = 8$

19　$25 - \boxed{} = 13$

20　$\boxed{} \times 5 = 40$

11日の答え▶ 1 6, 14　2 10, 12, 18　3 14, 12, 26, 30　4 7, 16　5 7, 9, 22, 25　6 1, 8, 6
※上段から下段、左から右の順です。

時間の筆算

時間の筆算です。□時間□分と答えましょう。

1
```
    8 時間 25 分
+   9 時間 15 分
───────────────
  □ 時間 □ 分
```

5
```
   14 時間 25 分
−   7 時間 35 分
───────────────
  □ 時間 □ 分
```

2
```
    6 時間 35 分
+   7 時間 10 分
───────────────
  □ 時間 □ 分
```

6
```
    8 時間 34 分
+  13 時間 12 分
───────────────
  □ 時間 □ 分
```

3
```
   12 時間 20 分
+   5 時間 50 分
───────────────
  □ 時間 □ 分
```

7
```
   16 時間 38 分
−  12 時間 23 分
───────────────
  □ 時間 □ 分
```

4
```
   10 時間 55 分
−   2 時間 25 分
───────────────
  □ 時間 □ 分
```

8
```
   21 時間 21 分
+   4 時間 53 分
───────────────
  □ 時間 □ 分
```

12日の答え ▶ 1 53　2 75　3 85　4 100　5 14　6 22　7 37　8 39

17

□にあてはまる数を書きましょう。

1
```
     □   9
  +  1   □
  ─────────
     6   2
```

5
```
     2   □
  +  □   1
  ─────────
     8   6
```

2
```
     □   1
  -  2   □
  ─────────
     4   7
```

6
```
     1   □
  +  □   4
  ─────────
     5   5
```

3
```
     1   □
  +  □   8
  ─────────
     3   4
```

7
```
     9   □
  -  □   5
  ─────────
     3   7
```

4
```
     □   5
  -  2   □
  ─────────
     4   3
```

8
```
     □   2
  +  5   □
  ─────────
     6   8
```

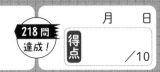
できるだけ早く足し算をしましょう。数字をメモして計算してもOKです。

1　$2 + 1 + 6 + 5 + 1 + 7 + 4 + 3 + 2 + 5 =$

2　$1 + 3 + 7 + 9 + 4 + 4 + 5 + 8 + 3 + 2 =$

3　$5 + 8 + 1 + 4 + 7 + 9 + 3 + 6 + 9 + 2 =$

4　$4 + 7 + 2 + 6 + 8 + 3 + 7 + 1 + 5 + 9 =$

5　$3 + 9 + 5 + 1 + 7 + 3 + 9 + 5 + 1 + 7 =$

6　$8 + 4 + 3 + 5 + 8 + 1 + 3 + 8 + 1 + 4 =$

7　$7 + 1 + 5 + 9 + 6 + 4 + 8 + 2 + 3 + 6 =$

8　$9 + 3 + 4 + 6 + 1 + 2 + 5 + 9 + 6 + 8 =$

9　$1 + 4 + 6 + 7 + 2 + 5 + 3 + 9 + 7 + 5 =$

10　$5 + 6 + 4 + 7 + 3 + 5 + 8 + 2 + 1 + 7 =$

14日の答え▶ 1 17, 40　2 13, 45　3 18, 10　4 8, 30
5 6, 50　6 21, 46　7 4, 15　8 26, 14

19

次の計算をしましょう。

1　$8 + 1 + 7 =$

11　$23 - 7 - 9 =$

2　$12 - 3 - 2 =$

12　$16 + 6 - 8 =$

3　$5 + 3 - 6 =$

13　$14 - 8 + 4 =$

4　$12 - 3 + 7 =$

14　$8 + 4 - 1 =$

5　$8 + 4 + 2 =$

15　$12 - 5 + 6 =$

6　$23 - 8 + 4 =$

16　$2 + 19 - 3 =$

7　$9 - 2 + 6 =$

17　$6 - 3 + 14 =$

8　$13 - 7 - 2 =$

18　$3 + 21 - 12 =$

9　$2 + 14 - 6 =$

19　$25 - 6 - 8 =$

10　$5 + 7 + 15 =$

20　$9 + 3 - 7 =$

15日
の答え▶
1 4, 3　2 7, 4　3 6, 1　4 6, 2
5 5, 6　6 1, 4　7 2, 5　8 1, 6
※上段、下段の順です。

計算をして、答えを数字で書きましょう。文字を数字で書いて計算してもOKです。

① きゅうじゅうに － 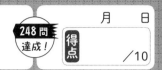 － よんじゅう ＝ ☐

② 十八 ＋ ジュウナナ － 🎲 ＝ ☐

③ サンジュウロク ＋ 🎲 － 十八 ＝ ☐

④ 🎲 ＋ よんじゅうさん － にじゅうよん ＝ ☐

⑤ ロクジュウナナ － 🎲 ＋ ごじゅうはち ＝ ☐

⑥ 四十九 ＋ ニジュウサン ＋ 🎲 ＝ ☐

⑦ 🎲 ＋ ごじゅうに － サンジュウサン ＝ ☐

⑧ サンジュウ ＋ じゅうよん － 二十一 ＝ ☐

⑨ ごじゅうはち － 🎲 － ニジュウゴ ＝ ☐

⑩ 二十七 ＋ ニジュウナナ － 🎲 ＝ ☐

16日の答え ▶ ① 36 ② 46 ③ 54 ④ 52 ⑤ 50 ⑥ 45 ⑦ 51 ⑧ 53 ⑨ 49 ⑩ 48

□には、＋か－が入ります。あてはまる符号を書き式を完成させましょう。

1　5 □ 7 □ 3 = 9

2　9 □ 5 □ 8 = 12

3　2 □ 6 □ 7 = 15

4　13 □ 8 □ 2 = 7

5　20 □ 9 □ 1 = 10

6　4 □ 6 □ 5 = 5

7　1 □ 8 □ 3 = 12

8　12 □ 5 □ 3 = 10

9　8 □ 3 □ 4 = 7

10　24 □ 2 □ 5 = 17

11　6 □ 2 □ 8 = 12

12　5 □ 7 □ 3 = 9

13　7 □ 2 □ 4 = 13

14　2 □ 9 □ 5 = 16

15　10 □ 3 □ 8 = 5

16　7 □ 1 □ 4 = 10

17　8 □ 12 □ 4 = 16

18　16 □ 2 □ 3 = 11

19　18 □ 9 □ 4 = 13

20　6 □ 4 □ 16 = 18

17日
の答え ▶ 1 16　2 7　3 2　4 16　5 14　6 19　7 13　8 4　9 10　10 27
11 7　12 14　13 10　14 11　15 13　16 18　17 17　18 12　19 11　20 5

22

次の計算をしましょう。

1　$9 - 4 + 7 =$

11　$6 + 12 - 5 =$

2　$6 \times 5 =$

12　$13 \times 2 =$

3　$12 + 5 - 8 =$

13　$15 + 8 =$

4　$21 \div 7 =$

14　$36 \div 2 =$

5　$9 \times 2 =$

15　$13 + 6 + 7 =$

6　$16 - 3 - 6 =$

16　$25 - 17 =$

7　$13 + 8 =$

17　$5 \times 8 =$

8　$60 \div 5 =$

18　$24 \div 3 =$

9　$19 - 8 - 7 =$

19　$8 + 8 - 12 =$

10　$54 \div 9 =$

20　$6 \times 3 =$

18日の答え▶ 1 51　2 33　3 24　4 23　5 122
6 77　7 21　8 23　9 30　10 49

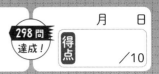
コインで足し算。合計額はいくらになるでしょう。

1　10　5　100　10　5　500　50　1　　　□円

2　100　10　100　1　10　1　50　10　　　□円

3　50　1　1　10　5　1　500　10　　　□円

4　5　10　5　1　100　10　5　10　　　□円

5　500　10　100　5　1　500　100　5　　　□円

6　1　5　10　5　1　50　10　1　　　□円

7　50　1　100　10　50　5　1　5　　　□円

8　1　10　50　500　100　10　500　1　　　□円

9　5　5　100　5　10　50　5　1　　　□円

10　500　500　10　500　10　50　1　50　　　□円

19日
の答え
1 ＋, － 2 －, ＋ 3 ＋, ＋ 4 －, ＋ 5 －, － 6 ＋, － 7 ＋, ＋
8 －, ＋ 9 ＋, － 10 －, － 11 －, ＋ 12 ＋, － 13 ＋, ＋ 14 ＋, ＋
15 ＋, － 16 －, ＋ 17 ＋, － 18 －, － 19 －, ＋ 20 －, ＋

24

できるだけ早く足し算をしましょう。数字をメモして計算してもOKです。

1　$4 + 3 + 2 + 1 + 6 + 3 + 8 + 2 + 5 + 7 =$

2　$7 + 5 + 4 + 8 + 3 + 2 + 5 + 1 + 6 + 3 =$

3　$8 + 3 + 3 + 2 + 6 + 9 + 2 + 4 + 7 + 5 =$

4　$2 + 7 + 9 + 3 + 9 + 6 + 5 + 8 + 4 + 3 =$

5　$5 + 1 + 4 + 6 + 7 + 9 + 3 + 7 + 2 + 4 =$

6　$3 + 2 + 9 + 4 + 9 + 2 + 5 + 3 + 6 + 8 =$

7　$9 + 7 + 5 + 4 + 6 + 7 + 5 + 8 + 5 + 2 =$

8　$2 + 4 + 9 + 7 + 5 + 3 + 6 + 9 + 4 + 1 =$

9　$4 + 2 + 8 + 5 + 2 + 7 + 3 + 6 + 1 + 7 =$

10　$1 + 9 + 4 + 3 + 1 + 5 + 7 + 4 + 6 + 2 =$

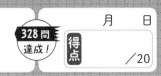

□には、＋か−が入ります。あてはまる符号を書き式を完成させましょう。

1　5 □ 6 □ 2 ＝13　　11　7 □ 2 □ 8 ＝13

2　9 □ 3 □ 1 ＝ 7　　12　20 □ 6 □ 3 ＝11

3　2 □ 9 □ 5 ＝ 6　　13　9 □ 7 □ 4 ＝12

4　15 □ 3 □ 4 ＝ 8　　14　5 □ 6 □ 5 ＝16

5　4 □ 1 □ 4 ＝ 7　　15　3 □ 1 □ 9 ＝11

6　13 □ 2 □ 6 ＝ 5　　16　8 □ 3 □ 4 ＝ 9

7　5 □ 10 □ 3 ＝18　　17　11 □ 6 □ 9 ＝ 8

8　7 □ 3 □ 5 ＝ 9　　18　9 □ 2 □ 5 ＝ 2

9　2 □ 9 □ 5 ＝16　　19　3 □ 13 □ 2 ＝18

10　4 □ 7 □ 1 ＝10　　20　1 □ 6 □ 3 ＝ 4

21日　▶　1 681　2 282　3 578　4 146　5 1221
の答え　▶　6 83　7 222　8 1172　9 181　10 1621

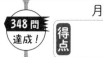
次の計算をしましょう。

1　6 + 8 − 3 =

2　9 − 3 + 7 =

3　12 + 4 + 6 =

4　20 − 5 − 8 =

5　7 + 4 + 3 =

6　15 + 3 − 9 =

7　6 − 1 + 5 =

8　8 + 11 − 3 =

9　14 + 5 − 10 =

10　2 + 19 + 4 =

11　18 − 7 + 9 =

12　4 + 8 + 16 =

13　5 − 2 + 13 =

14　21 − 4 − 9 =

15　13 − 7 + 5 =

16　9 + 14 − 5 =

17　7 + 4 + 15 =

18　20 − 3 − 8 =

19　11 − 6 + 8 =

20　3 + 13 − 6 =

22日の答え ▶ 1 41　2 44　3 49　4 56　5 48　6 51　7 58　8 50　9 45　10 42

27

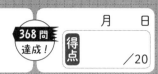

□にあてはまる数を書きましょう。

1　$6 \times \boxed{} = 24$

2　$\boxed{} + 7 = 13$

3　$12 \div \boxed{} = 2$

4　$\boxed{} - 8 = 9$

5　$15 - \boxed{} = 6$

6　$2 + \boxed{} = 7$

7　$\boxed{} \times 4 = 16$

8　$\boxed{} \div 3 = 6$

9　$9 + \boxed{} = 16$

10　$15 - \boxed{} = 4$

11　$\boxed{} \times 7 = 28$

12　$\boxed{} - 6 = 13$

13　$18 \div \boxed{} = 9$

14　$\boxed{} \times 5 = 5$

15　$12 + \boxed{} = 20$

16　$18 - \boxed{} = 15$

17　$\boxed{} \times 7 = 35$

18　$\boxed{} - 11 = 9$

19　$2 \times \boxed{} = 8$

20　$\boxed{} + 9 = 14$

23日の答え▶
1 +, + 2 -, + 3 +, - 4 -, - 5 -, + 6 -, - 7 +, +
8 -, + 9 +, + 10 +, - 11 -, + 12 -, - 13 +, - 14 +, +
15 -, + 16 -, + 17 +, - 18 -, - 19 +, + 20 +, -

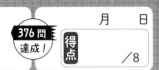
時間の筆算です。□時間□分と答えましょう。

① 　8 時間 10 分
　－ 6 時間 30 分
　　□ 時間 □ 分

⑤ 　14 時間 27 分
　＋ 4 時間 15 分
　　□ 時間 □ 分

② 　11 時間 17 分
　＋ 8 時間 14 分
　　□ 時間 □ 分

⑥ 　15 時間 37 分
　＋ 5 時間 18 分
　　□ 時間 □ 分

③ 　9 時間 10 分
　－ 1 時間 30 分
　　□ 時間 □ 分

⑦ 　20 時間 17 分
　＋ 14 時間 24 分
　　□ 時間 □ 分

④ 　12 時間 10 分
　＋ 5 時間 55 分
　　□ 時間 □ 分

⑧ 　16 時間 55 分
　－ 7 時間 38 分
　　□ 時間 □ 分

24日
の答え ▶ ①11 ②13 ③22 ④7 ⑤14 ⑥9 ⑦10 ⑧16 ⑨9 ⑩25 ⑪20 ⑫28 ⑬16 ⑭8 ⑮11 ⑯18 ⑰26 ⑱9 ⑲13 ⑳10

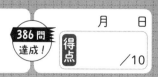

できるだけ早く足し算をしましょう。数字をメモして計算してもOKです。

1 $2 + 9 + 1 + 4 + 3 + 7 + 8 + 2 + 5 + 1 =$

2 $6 + 3 + 7 + 9 + 4 + 2 + 3 + 6 + 1 + 4 =$

3 $1 + 9 + 6 + 3 + 2 + 7 + 1 + 2 + 5 + 3 =$

4 $8 + 4 + 5 + 2 + 7 + 5 + 8 + 1 + 8 + 2 =$

5 $4 + 3 + 2 + 7 + 4 + 1 + 2 + 5 + 2 + 6 =$

6 $5 + 2 + 6 + 8 + 2 + 3 + 7 + 4 + 2 + 5 =$

7 $3 + 8 + 3 + 7 + 1 + 9 + 5 + 3 + 8 + 1 =$

8 $1 + 5 + 9 + 2 + 6 + 7 + 7 + 5 + 3 + 8 =$

9 $7 + 6 + 2 + 6 + 3 + 4 + 9 + 1 + 2 + 7 =$

10 $5 + 2 + 3 + 9 + 4 + 8 + 1 + 3 + 6 + 2 =$

次の計算をしましょう。

1		2	3
	+	6	5

5		9	5
	−	2	4

2		7	5
	−	2	2

6		3	1
	+	4	9

3		4	8
	+	2	3

7		6	3
	−	2	7

4		6	3
	−	1	8

8		1	7
	+	3	5

26日
の答え ▶ 1 1, 40 2 19, 31 3 7, 40 4 18, 5
5 18, 42 6 20, 55 7 34, 41 8 9, 17

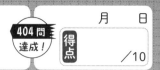
コインで足し算。合計額はいくらになるでしょう。

1 ⑤ ⑤ ⑩ ⑩ ① ⑤⓪⓪ ⑩ ① ☐ 円

2 ⑩⓪ ⑩ ⑩⓪ ① ⑩⓪ ⑤ ⑩ ⑩ ☐ 円

3 ⑤⓪⓪ ① ⑩ ⑩ ⑤ ① ⑩⓪ ⑤ ☐ 円

4 ⑩ ⑩ ⑤ ⑩ ⑩⓪ ⑩ ⑤ ⑤⓪ ☐ 円

5 ⑤⓪ ⑤⓪ ⑤⓪⓪ ⑤ ① ⑤⓪⓪ ⑩⓪ ⑤ ☐ 円

6 ① ① ⑤⓪ ⑤ ① ⑩⓪ ⑩ ① ☐ 円

7 ⑩ ⑤ ⑤ ⑩ ⑤⓪ ⑩⓪ ① ① ☐ 円

8 ⑤ ⑩ ⑩⓪ ⑩⓪ ⑤ ⑤⓪ ⑤⓪⓪ ⑩ ☐ 円

9 ⑤⓪⓪ ⑤ ⑤⓪⓪ ⑤ ⑤⓪⓪ ⑤⓪ ⑩ ⑤ ☐ 円

10 ⑩⓪ ⑤⓪ ① ⑤ ⑩⓪ ⑤⓪ ⑩⓪ ⑩⓪ ☐ 円

27日
の答え ▶ 1 42 2 45 3 39 4 50 5 36 6 44 7 48 8 53 9 47 10 43

次の計算をしましょう。

1　6 × 7 =

11　16 × 5 =

2　28 ÷ 4 =

12　35 ÷ 7 =

3　19 − 6 + 5 =

13　24 + 3 − 4 =

4　8 ÷ 2 =

14　32 ÷ 8 =

5　13 + 4 + 8 =

15　8 × 7 =

6　39 ÷ 3 =

16　23 − 15 =

7　12 − 7 − 3 =

17　3 + 7 + 4 =

8　26 − 18 =

18　6 + 16 − 9 =

9　14 + 5 − 3 =

19　13 × 4 =

10　17 + 16 =

20　18 ÷ 3 =

31日 筆算

432問達成！

得点 ／8

月　　日

次の計算をしましょう。

①
```
   6  2
-  1  6
```

⑤
```
   5  2
-  2  9
```

②
```
   5  6
+  4  5
```

⑥
```
   1  8
+  7  6
```

③
```
   1  9
+  2  3
```

⑦
```
   9  3
-  5  7
```

④
```
   4  6
-  2  5
```

⑧
```
   3  2
+  6  6
```

29日
の答え ▶ ① 542　② 336　③ 632　④ 200　⑤ 1211
　　　　⑥ 169　⑦ 182　⑧ 780　⑨ 1575　⑩ 506

34

32日 スピード足し算

442問達成！

月　日

得点　／10

できるだけ早く足し算をしましょう。数字をメモして計算してもOKです。

1　$7 + 2 + 1 + 3 + 1 + 5 + 2 + 4 + 7 + 3 =$

2　$3 + 1 + 4 + 6 + 3 + 8 + 6 + 2 + 2 + 4 =$

3　$9 + 4 + 2 + 7 + 9 + 5 + 3 + 8 + 1 + 3 =$

4　$5 + 1 + 2 + 9 + 8 + 4 + 7 + 1 + 2 + 7 =$

5　$3 + 2 + 4 + 1 + 7 + 5 + 2 + 7 + 3 + 4 =$

6　$2 + 5 + 2 + 6 + 1 + 3 + 8 + 4 + 2 + 9 =$

7　$7 + 2 + 7 + 3 + 6 + 1 + 4 + 5 + 8 + 1 =$

8　$4 + 8 + 5 + 5 + 3 + 7 + 9 + 6 + 1 + 2 =$

9　$1 + 6 + 8 + 4 + 3 + 2 + 5 + 7 + 7 + 5 =$

10　$6 + 8 + 3 + 9 + 5 + 4 + 2 + 3 + 9 + 8 =$

30日の答え ▶ 1 42　2 7　3 18　4 4　5 25　6 13　7 2　8 8　9 16　10 33　11 80　12 5　13 23　14 4　15 56　16 8　17 14　18 13　19 52　20 6

35

□には、＋か－が入ります。あてはまる符号を書き式を完成させましょう。

1 5 □ 2 □ 7 = 10

2 7 □ 1 □ 2 = 4

3 4 □ 7 □ 3 = 8

4 9 □ 8 □ 6 = 7

5 6 □ 3 □ 9 = 12

6 10 □ 4 □ 7 = 7

7 7 □ 5 □ 8 = 4

8 8 □ 3 □ 6 = 11

9 5 □ 12 □ 9 = 8

10 3 □ 2 □ 3 = 2

11 16 □ 4 □ 6 = 6

12 3 □ 2 □ 7 = 8

13 5 □ 7 □ 3 = 9

14 24 □ 8 □ 3 = 19

15 8 □ 2 □ 11 = 17

16 6 □ 2 □ 2 = 10

17 1 □ 7 □ 5 = 3

18 17 □ 3 □ 6 = 8

19 9 □ 5 □ 12 = 2

20 3 □ 10 □ 2 = 11

31日の答え▶ 1 46　2 101　3 42　4 21　5 23　6 94　7 36　8 98

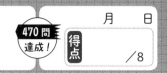
□にあてはまる数を書きましょう。

1
```
    2   4
 +  □   3
 ─────────
    6   □
```

5
```
    □   2
 +  6   9
 ─────────
  1 6   □
```

2
```
    □   6
 −  2   □
 ─────────
    4   8
```

6
```
    □   3
 +  2   □
 ─────────
    5   7
```

3
```
    7   □
 +  □   8
 ─────────
    9   1
```

7
```
    6   □
 −  □   4
 ─────────
    1   8
```

4
```
    5   □
 +  □   2
 ─────────
    7   6
```

8
```
    □   5
 +  2   □
 ─────────
    4   2
```

コインで足し算。合計額はいくらになるでしょう。

1　⑩ ⑤ ⑩⓪ ⑤ ⑩ ㊿ ⑩ ㊿ □ 円

2　㊿ ⑩ ⑩ ⑩ ㊿ ① ⑩ ① □ 円

3　⑤ ① ⑤ ① ㊿ ① ⑩⓪ ⑤⓪⓪ □ 円

4　⑤⓪⓪ ⑩ ⑩ ⑩⓪ ⑤ ⑩ ⑤ ① □ 円

5　⑩ ㊿ ⑩ ⑩⓪ ⑩ ㊿ ⑤ ⑩ □ 円

6　⑩ ㊿ ⑤⓪⓪ ㊿ ⑤⓪⓪ ① ⑩ ① □ 円

7　① ⑩ ① ⑩⓪ ⑤ ⑩⓪ ① ① □ 円

8　⑤⓪⓪ ⑩ ⑩⓪ ⑤⓪⓪ ① ㊿ ⑤⓪⓪ ㊿ □ 円

9　㊿ ㊿ ⑩⓪ ⑤ ⑩⓪ ㊿ ⑩⓪ ⑩⓪ □ 円

10　⑩⓪ ㊿ ① ⑩⓪ ⑩⓪ ① ⑩⓪ ⑤⓪⓪ □ 円

33日の答え ▶ 1 −, + 2 −, − 3 +, − 4 −, + 5 −, + 6 +, − 7 +, − 8 −, + 9 +, − 10 +, − 11 −, − 12 −, + 13 +, − 14 −, + 15 −, + 16 +, + 17 +, − 18 −, − 19 +, − 20 +, −

できるだけ早く足し算をしましょう。数字をメモして計算してもOKです。

1　$2 + 3 + 4 + 2 + 5 + 6 + 3 + 7 + 3 + 9 = $ ☐

2　$7 + 1 + 8 + 3 + 9 + 5 + 4 + 8 + 2 + 7 = $ ☐

3　$3 + 8 + 6 + 8 + 7 + 4 + 9 + 6 + 4 + 8 = $ ☐

4　$6 + 2 + 8 + 1 + 2 + 7 + 3 + 2 + 4 + 5 = $ ☐

5　$8 + 1 + 2 + 3 + 9 + 5 + 7 + 4 + 2 + 1 = $ ☐

6　$9 + 7 + 1 + 5 + 2 + 4 + 2 + 9 + 6 + 7 = $ ☐

7　$2 + 3 + 5 + 7 + 1 + 6 + 3 + 4 + 2 + 6 = $ ☐

8　$5 + 2 + 8 + 6 + 3 + 7 + 5 + 3 + 4 + 7 = $ ☐

9　$4 + 6 + 7 + 5 + 5 + 3 + 9 + 2 + 1 + 5 = $ ☐

10　$7 + 1 + 3 + 2 + 6 + 8 + 7 + 5 + 4 + 3 = $ ☐

34日
の答え ▶ 　1 4, 7　2 7, 8　3 3, 1　4 4, 2
　　　5 9, 1　6 3, 4　7 2, 4　8 1, 7
※上段、下段の順です。

39

次の計算をしましょう。

1　7 − 2 + 9 =

2　9 ÷ 3 =

3　12 + 4 − 7 =

4　2 × 7 =

5　18 − 7 − 3 =

6　21 ÷ 3 =

7　11 × 4 =

8　18 + 6 − 5 =

9　24 − 16 + 9 =

10　34 ÷ 2 =

11　11 + 7 + 9 =

12　2 × 3 =

13　30 ÷ 5 =

14　13 + 8 − 6 =

15　23 − 5 − 7 =

16　32 ÷ 8 =

17　19 + 6 + 13 =

18　36 ÷ 12 =

19　6 + 17 − 8 =

20　8 × 2 =

35日の答え ▶ 1 240　2 142　3 663　4 641　5 245
6 1122　7 219　8 1711　9 555　10 952

□には、＋か－が入ります。あてはまる符号を書き式を完成させましょう。

1　15 □ 2 □ 2 ＝11

2　7 □ 3 □ 4 ＝ 8

3　6 □ 2 □ 3 ＝ 5

4　3 □ 5 □ 9 ＝17

5　8 □ 2 □ 8 ＝14

6　7 □ 8 □ 3 ＝12

7　12 □ 4 □ 8 ＝16

8　5 □ 1 □ 5 ＝ 9

9　16 □ 3 □ 2 ＝11

10　3 □ 12 □ 3 ＝18

11　13 □ 8 □ 2 ＝ 7

12　8 □ 9 □ 11 ＝ 6

13　4 □ 7 □ 8 ＝ 3

14　15 □ 3 □ 9 ＝21

15　6 □ 1 □ 4 ＝ 9

16　24 □ 3 □ 11 ＝10

17　3 □ 7 □ 2 ＝ 8

18　8 □ 1 □ 6 ＝13

19　2 □ 10 □ 4 ＝16

20　17 □ 3 □ 6 ＝14

次の計算をしましょう。

1 $7 + 2 + 8 =$

2 $10 - 3 + 2 =$

3 $6 + 5 + 4 =$

4 $14 - 2 - 3 =$

5 $11 + 7 - 5 =$

6 $12 + 4 - 8 =$

7 $5 + 1 + 13 =$

8 $7 - 5 + 9 =$

9 $13 - 6 + 13 =$

10 $4 + 11 - 9 =$

11 $13 + 7 - 8 =$

12 $6 - 4 + 15 =$

13 $12 - 2 + 4 =$

14 $5 + 3 + 8 =$

15 $16 - 7 + 9 =$

16 $3 - 2 + 18 =$

17 $16 + 2 - 9 =$

18 $13 - 3 - 4 =$

19 $15 - 6 + 4 =$

20 $8 + 12 - 5 =$

37日 ▶ 1 14　2 3　3 9　4 14　5 8　6 7　7 44　8 19　9 17　10 17
の答え　11 27　12 6　13 6　14 15　15 11　16 4　17 38　18 3　19 15　20 16

次の計算をしましょう。

1
```
    4  7
+   3  2
─────────
```

5
```
    9  1
−   5  6
─────────
```

2
```
    5  5
+   2  9
─────────
```

6
```
    3  4
−   1  2
─────────
```

3
```
    8  4
−   4  6
─────────
```

7
```
    6  3
+   2  7
─────────
```

4
```
    3  5
+   8  7
─────────
```

8
```
    5  6
−   1  8
─────────
```

38日の答え ▶ 1 −, − 2 −, + 3 +, − 4 +, + 5 −, + 6 +, − 7 −, +
8 −, + 9 −, − 10 +, + 11 −, + 12 +, − 13 +,　14 　, +
15 −, + 16 −, − 17 +, − 18 −, + 19 +, + 20 +, −

□にあてはまる数を書きましょう。

1　□ + 1 = 7

2　□ − 5 = 5

3　9 ÷ □ = 3

4　□ × 5 = 20

5　13 − □ = 8

6　9 + □ = 11

7　□ ÷ 3 = 7

8　2 × □ = 10

9　□ − 12 = 5

10　13 + □ = 16

11　□ × 6 = 12

12　32 ÷ □ = 4

13　19 − □ = 9

14　□ + 5 = 13

15　8 × □ = 40

16　□ − 12 = 4

17　□ ÷ 2 = 2

18　20 − □ = 7

19　□ + 19 = 21

20　□ × 5 = 15

39日の答え ▶ 1 17　2 9　3 15　4 9　5 13　6 8　7 19　8 11　9 20　10 6
11 12　12 17　13 14　14 16　15 18　16 19　17 9　18 6　19 13　20 15

コインで足し算。合計額はいくらになるでしょう。

① (100) (50) (1) (1) (5) (500) (10) (500) ▢ 円

② (10) (100) (5) (50) (50) (1) (10) (10) ▢ 円

③ (50) (1) (50) (1) (10) (5) (100) (50) ▢ 円

④ (1) (10) (1) (500) (5) (10) (5) (1) ▢ 円

⑤ (500) (500) (100) (10) (10) (100) (5) (10) ▢ 円

⑥ (10) (50) (10) (50) (500) (10) (10) (1) ▢ 円

⑦ (100) (10) (100) (500) (5) (100) (1) (10) ▢ 円

⑧ (5) (10) (5) (1) (1) (10) (5) (100) ▢ 円

⑨ (500) (100) (5) (5) (50) (10) (100) (50) ▢ 円

⑩ (10) (1) (10) (50) (500) (1) (10) (500) ▢ 円

40日
の答え ▶ ① 79 ② 84 ③ 38 ④ 122 ⑤ 35 ⑥ 22 ⑦ 90 ⑧ 38

45

時間の筆算です。□時間□分と答えましょう。

1
```
    2 時間  5 分
+  10 時間 35 分
─────────────
  □時間 □分
```

2
```
   17 時間 37 分
─   8 時間 13 分
─────────────
  □時間 □分
```

3
```
   18 時間 34 分
+  11 時間 26 分
─────────────
  □時間 □分
```

4
```
   11 時間 18 分
─   5 時間 52 分
─────────────
  □時間 □分
```

5
```
   16 時間  8 分
+   3 時間 26 分
─────────────
  □時間 □分
```

6
```
   24 時間 25 分
+   7 時間 35 分
─────────────
  □時間 □分
```

7
```
   19 時間 12 分
─   2 時間 54 分
─────────────
  □時間 □分
```

8
```
   22 時間 15 分
+   4 時間 29 分
─────────────
  □時間 □分
```

41日▶ ①6 ②10 ③3 ④4 ⑤5 ⑥2 ⑦21 ⑧5 ⑨17 ⑩3
の答え ⑪2 ⑫8 ⑬10 ⑭8 ⑮5 ⑯16 ⑰4 ⑱13 ⑲2 ⑳3

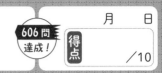

できるだけ早く足し算をしましょう。数字をメモして計算してもOKです。

1　$3 + 8 + 5 + 1 + 3 + 2 + 4 + 7 + 6 + 2 =$

2　$5 + 9 + 6 + 7 + 1 + 3 + 8 + 2 + 5 + 4 =$

3　$4 + 2 + 8 + 3 + 8 + 1 + 2 + 6 + 5 + 7 =$

4　$2 + 6 + 3 + 5 + 7 + 8 + 4 + 1 + 3 + 5 =$

5　$1 + 5 + 8 + 4 + 3 + 2 + 1 + 3 + 7 + 2 =$

6　$9 + 8 + 7 + 6 + 4 + 7 + 5 + 9 + 8 + 3 =$

7　$2 + 3 + 5 + 4 + 8 + 3 + 1 + 4 + 4 + 5 =$

8　$5 + 1 + 3 + 8 + 4 + 2 + 5 + 9 + 6 + 7 =$

9　$6 + 8 + 6 + 7 + 9 + 5 + 3 + 7 + 2 + 4 =$

10　$7 + 5 + 3 + 2 + 6 + 4 + 4 + 6 + 5 + 1 =$

42日の答え▶ 1 1167　2 236　3 267　4 533　5 1235
6 641　7 826　8 137　9 820　10 1082

線でつながったマスどうしを足して、□に答えを書きましょう。

1　| 5 | 1 | 3 |

【解き方】
5＋1の答え

2　| 4 | 2 | 8 |

| 7 |

3　| 7 | 4 | □ |

| 8 |

| 2 |

4　| 9 | □ | 2 |

| 13 |

5　| □ | 3 | □ |

| 8 |

| 16 | □ |

| 21 |

6　| 3 | 9 | 6 |

| 5 |

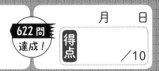
計算をして、答えを数字で書きましょう。文字を数字で書いて計算してもOKです。

① サンジュウナナ ＋ 🎲 － にじゅうはち ＝ [　　]

② 四十二 － じゅうきゅう － 🎲 ＝ [　　]

③ ごじゅうさん ＋ 🎲 － サンジュウヨン ＝ [　　]

④ じゅうろく ＋ ニジュウヨン － 🎲 ＝ [　　]

⑤ 三十三 － じゅうご ＋ ジュウキュウ ＝ [　　]

⑥ 🎲 ＋ ニジュウゴ ＋ じゅうなな ＝ [　　]

⑦ ヨンジュウイチ－三十七＋にじゅうきゅう＝ [　　]

⑧ 十六 ＋ さんじゅういち － 🎲 ＝ [　　]

⑨ にじゅうよん － 🎲 － ジュウイチ ＝ [　　]

⑩ 🎲 ＋ サンジュウキュウ ＋ 十七 ＝ [　　]

44日の答え ▶ ① 41 ② 50 ③ 46 ④ 44 ⑤ 36 ⑥ 66 ⑦ 39 ⑧ 50 ⑨ 57 ⑩ 43

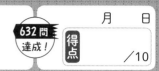
できるだけ早く足し算をしましょう。数字をメモして計算してもOKです。

1　$5 + 7 + 2 + 3 + 6 + 2 + 1 + 4 + 7 + 2 =$

2　$2 + 6 + 7 + 5 + 1 + 2 + 4 + 3 + 8 + 9 =$

3　$1 + 3 + 5 + 2 + 6 + 4 + 7 + 1 + 2 + 5 =$

4　$7 + 8 + 9 + 6 + 7 + 3 + 9 + 8 + 1 + 4 =$

5　$5 + 6 + 3 + 4 + 5 + 8 + 7 + 6 + 8 + 4 =$

6　$6 + 4 + 2 + 5 + 3 + 2 + 8 + 9 + 7 + 5 =$

7　$9 + 3 + 5 + 2 + 6 + 4 + 3 + 1 + 9 + 2 =$

8　$8 + 8 + 6 + 4 + 9 + 3 + 5 + 4 + 1 + 7 =$

9　$2 + 5 + 1 + 3 + 6 + 7 + 2 + 8 + 2 + 4 =$

10　$7 + 7 + 3 + 4 + 5 + 9 + 3 + 1 + 6 + 8 =$

45日の答え ▶ 1 6, 4, 10　2 10, 14, 21　3 4, 11, 19, 21　4 4, 15
5 8, 5, 5　6 15, 18, 23
※上段から下段、左から右の順です。

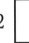

652問達成！

□には、＋か－が入ります。あてはまる符号を書き式を完成させましょう。

1　2 □ 4 □ 1 = 5

2　8 □ 2 □ 4 = 6

3　5 □ 1 □ 5 = 9

4　3 □ 8 □ 2 = 13

5　4 □ 2 □ 1 = 1

6　13 □ 3 □ 6 = 10

7　9 □ 4 □ 2 = 7

8　19 □ 6 □ 5 = 8

9　5 □ 2 □ 8 = 11

10　7 □ 6 □ 3 = 4

11　8 □ 1 □ 8 = 15

12　4 □ 3 □ 5 = 6

13　2 □ 7 □ 2 = 7

14　9 □ 4 □ 1 = 6

15　14 □ 6 □ 8 = 16

16　3 □ 1 □ 6 = 8

17　1 □ 15 □ 7 = 9

18　21 □ 3 □ 6 = 12

19　8 □ 7 □ 11 = 4

20　5 □ 6 □ 6 = 17

660問
達成！

月　日

得点　／8

時間の筆算です。□時間□分と答えましょう。

① 　8 時間 10 分
　− 6 時間 35 分
　□時間 □分

⑤ 　9 時間 13 分
　＋ 18 時間 39 分
　□時間 □分

② 　10 時間 50 分
　＋ 4 時間 13 分
　□時間 □分

⑥ 　16 時間 15 分
　− 2 時間 30 分
　□時間 □分

③ 　13 時間 35 分
　− 5 時間 40 分
　□時間 □分

⑦ 　18 時間 25 分
　＋ 3 時間 38 分
　□時間 □分

④ 　9 時間 25 分
　＋ 14 時間 55 分
　□時間 □分

⑧ 　11 時間 54 分
　＋ 21 時間 21 分
　□時間 □分

47日
の答え ▶ ① 39 ② 47 ③ 36 ④ 62 ⑤ 56 ⑥ 51 ⑦ 44 ⑧ 55 ⑨ 40 ⑩ 53

50日 筆算

次の計算をしましょう。

①
```
    6   3
 －  1   6
 ─────────
```

⑤
```
    7   1
 －  2   3
 ─────────
```

②
```
    4   2
 ＋  4   7
 ─────────
```

⑥
```
    3   8
 ＋  8   2
 ─────────
```

③
```
    1   5
 ＋  2   9
 ─────────
```

⑦
```
    6   4
 －  2   7
 ─────────
```

④
```
    3   3
 －  2   6
 ─────────
```

⑧
```
    5   2
 ＋  3   2
 ─────────
```

月　　日

得点　　／20

次の計算をしましょう。

1　2 + 7 − 4 =

11　3 + 8 − 2 =

2　5 + 9 + 3 =

12　12 − 5 + 9 =

3　14 − 3 − 1 =

13　7 + 2 + 11 =

4　8 − 2 + 6 =

14　8 + 6 − 12 =

5　3 + 12 − 9 =

15　9 − 5 + 13 =

6　20 − 5 + 8 =

16　15 + 6 + 9 =

7　6 + 4 − 2 =

17　23 − 7 − 9 =

8　15 − 3 − 5 =

18　6 + 16 − 8 =

9　8 − 1 + 6 =

19　14 − 3 + 10 =

10　4 + 13 + 7 =

20　5 − 4 + 18 =

49日
の答え ▶ 1 1, 35　2 15, 3　3 7, 55　4 24, 20
5 27, 52　6 13, 45　7 22, 3　8 33, 15

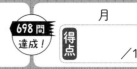
できるだけ早く足し算をしましょう。数字をメモして計算してもOKです。

1　$7 + 2 + 5 + 1 + 8 + 3 + 5 + 4 + 7 + 9 =$

2　$1 + 2 + 4 + 3 + 2 + 5 + 8 + 6 + 2 + 7 =$

3　$8 + 4 + 1 + 8 + 9 + 7 + 5 + 7 + 5 + 9 =$

4　$4 + 5 + 2 + 4 + 3 + 6 + 1 + 3 + 4 + 2 =$

5　$3 + 8 + 7 + 3 + 9 + 8 + 6 + 7 + 5 + 3 =$

6　$7 + 8 + 4 + 2 + 5 + 9 + 8 + 5 + 3 + 1 =$

7　$5 + 3 + 6 + 7 + 3 + 7 + 9 + 8 + 4 + 8 =$

8　$6 + 7 + 9 + 1 + 2 + 9 + 8 + 3 + 6 + 5 =$

9　$4 + 2 + 3 + 5 + 4 + 2 + 6 + 7 + 1 + 7 =$

10　$3 + 9 + 4 + 1 + 5 + 9 + 2 + 6 + 3 + 4 =$

50日の答え▶ 1 47　2 89　3 44　4 7　5 48　6 120　7 37　8 84

53日 全部でいくら

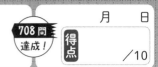

月 日

708問達成！

得点 ／10

コインで足し算。合計額はいくらになるでしょう。

① (500) (10) (5) (10) (5) (10) (5) (100) 〔　　〕円

② (1) (100) (50) (100) (50) (1) (10) (50) 〔　　〕円

③ (10) (10) (1) (10) (100) (50) (500) (1) 〔　　〕円

④ (5) (5) (1) (10) (50) (1) (1) (10) 〔　　〕円

⑤ (100) (500) (10) (100) (5) (100) (1) (10) 〔　　〕円

⑥ (100) (10) (10) (1) (50) (10) (5) (1) 〔　　〕円

⑦ (500) (1) (10) (500) (5) (1) (1) (500) 〔　　〕円

⑧ (5) (500) (10) (1) (10) (5) (10) (100) 〔　　〕円

⑨ (50) (100) (50) (5) (10) (10) (100) (1) 〔　　〕円

⑩ (100) (10) (100) (50) (100) (1) (1) (50) 〔　　〕円

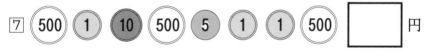

51日の答え ▶ ①5 ②17 ③10 ④12 ⑤6 ⑥23 ⑦8 ⑧7 ⑨13 ⑩24 ⑪9 ⑫16 ⑬20 ⑭2 ⑮17 ⑯30 ⑰7 ⑱14 ⑲21 ⑳19

□には、＋か－が入ります。あてはまる符号を書き式を完成させましょう。

1　3 ☐ 7 ☐ 1 = 9

2　16 ☐ 3 ☐ 6 = 7

3　2 ☐ 4 ☐ 5 = 11

4　6 ☐ 1 ☐ 4 = 9

5　8 ☐ 9 ☐ 3 = 14

6　7 ☐ 3 ☐ 4 = 8

7　20 ☐ 4 ☐ 3 = 19

8　5 ☐ 7 ☐ 8 = 4

9　13 ☐ 6 ☐ 2 = 9

10　8 ☐ 5 ☐ 3 = 6

11　17 ☐ 4 ☐ 3 = 16

12　6 ☐ 5 ☐ 2 = 13

13　1 ☐ 9 ☐ 3 = 7

14　14 ☐ 4 ☐ 5 = 5

15　7 ☐ 2 ☐ 1 = 10

16　5 ☐ 8 ☐ 3 = 16

17　4 ☐ 2 ☐ 6 = 8

18　18 ☐ 7 ☐ 4 = 15

19　2 ☐ 8 ☐ 4 = 6

20　9 ☐ 12 ☐ 7 = 14

52日
の答え ▶ 1 51　2 40　3 63　4 34　5 59　6 52　7 60　8 56　9 41　10 46

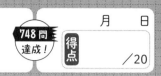
□にあてはまる数を書きましょう。

1　$4 \times \boxed{} = 4$

11　$\boxed{} - 13 = 9$

2　$\boxed{} + 6 = 11$

12　$27 \div \boxed{} = 9$

3　$9 - \boxed{} = 2$

13　$\boxed{} + 11 = 19$

4　$\boxed{} \div 4 = 2$

14　$\boxed{} \div 6 = 5$

5　$4 + \boxed{} = 7$

15　$19 - \boxed{} = 3$

6　$\boxed{} \div 6 = 3$

16　$3 \times \boxed{} = 12$

7　$15 - \boxed{} = 7$

17　$\boxed{} - 3 = 17$

8　$\boxed{} \times 2 = 2$

18　$14 \div \boxed{} = 2$

9　$13 + \boxed{} = 18$

19　$9 \times \boxed{} = 36$

10　$\boxed{} \times 8 = 16$

20　$\boxed{} + 6 = 19$

53日
の答え ▶ 1 645　2 362　3 682　4 83　5 826
6 187　7 1518　8 641　9 326　10 412

58

次の計算をしましょう。

1　$24 \div 6 =$

2　$7 \times 1 =$

3　$8 - 2 + 13 =$

4　$5 \times 7 =$

5　$15 + 2 - 4 =$

6　$13 \times 4 =$

7　$20 - 3 + 19 =$

8　$40 \div 8 =$

9　$9 \times 3 =$

10　$3 + 18 =$

11　$8 + 12 - 4 =$

12　$4 \times 6 =$

13　$25 - 9 =$

14　$3 + 4 + 10 =$

15　$16 - 3 - 5 =$

16　$2 \times 2 =$

17　$15 - 9 + 2 =$

18　$20 \div 2 =$

19　$17 - 8 =$

20　$6 + 5 + 11 =$

59

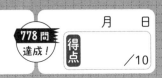
できるだけ早く足し算をしましょう。数字をメモして計算してもOKです。

1 $4 + 2 + 3 + 5 + 6 + 3 + 4 + 7 + 8 + 2 =$

2 $1 + 6 + 4 + 3 + 8 + 2 + 9 + 7 + 6 + 3 =$

3 $5 + 8 + 2 + 6 + 5 + 3 + 1 + 4 + 9 + 7 =$

4 $6 + 1 + 7 + 4 + 3 + 2 + 5 + 9 + 8 + 1 =$

5 $3 + 4 + 6 + 8 + 1 + 2 + 9 + 3 + 7 + 4 =$

6 $5 + 7 + 2 + 6 + 3 + 7 + 8 + 2 + 4 + 9 =$

7 $2 + 6 + 3 + 4 + 1 + 8 + 7 + 9 + 3 + 5 =$

8 $4 + 7 + 2 + 3 + 6 + 1 + 8 + 5 + 4 + 2 =$

9 $7 + 2 + 4 + 3 + 5 + 4 + 3 + 1 + 2 + 8 =$

10 $5 + 3 + 9 + 2 + 6 + 1 + 4 + 9 + 5 + 7 =$

55日の答え▶ 1 1　2 5　3 7　4 8　5 3　6 18　7 8　8 1　9 5　10 2　11 22　12 3　13 8　14 30　15 16　16 4　17 20　18 7　19 4　20 13

□には、＋か－が入ります。あてはまる符号を書き式を完成させましょう。

1　16 □ 5 □ 2 = 9

2　8 □ 3 □ 7 = 12

3　3 □ 8 □ 2 = 13

4　5 □ 9 □ 6 = 8

5　10 □ 7 □ 3 = 6

6　4 □ 3 □ 7 = 14

7　2 □ 6 □ 4 = 4

8　5 □ 8 □ 3 = 10

9　9 □ 2 □ 4 = 11

10　3 □ 8 □ 2 = 13

11　6 □ 1 □ 3 = 8

12　7 □ 4 □ 7 = 18

13　16 □ 3 □ 6 = 7

14　12 □ 4 □ 5 = 3

15　4 □ 9 □ 2 = 11

16　3 □ 13 □ 7 = 9

17　5 □ 5 □ 1 = 9

18　6 □ 2 □ 5 = 9

19　7 □ 9 □ 2 = 18

20　19 □ 3 □ 4 = 12

56日
の答え ▶　1 4　2 7　3 19　4 35　5 13　6 52　7 36　8 5　9 27　10 21
11 16　12 24　13 16　14 17　15 8　16 4　17 8　18 10　19 9　20 22

59日 全部でいくら

月　日

得点　／10

コインで足し算。合計額はいくらになるでしょう。

① (100) (10) (100) (5) (5) (50) (5) (1) 　□ 円

② (10) (5) (1) (10) (5) (1) (50) (1) 　□ 円

③ (5) (10) (5) (100) (10) (500) (500) (10) 　□ 円

④ (500) (5) (500) (5) (50) (500) (1) (500) 　□ 円

⑤ (10) (500) (100) (100) (50) (100) (1) (50) 　□ 円

⑥ (10) (100) (10) (100) (50) (5) (1) (100) 　□ 円

⑦ (5) (1) (1) (100) (5) (1) (100) (1) 　□ 円

⑧ (100) (50) (10) (100) (10) (1) (10) (1) 　□ 円

⑨ (500) (1) (50) (5) (10) (500) (100) (500) 　□ 円

⑩ (1) (10) (1) (50) (10) (1) (1) (5) 　□ 円

57日
の答え ▶ ① 44 ② 49 ③ 50 ④ 46 ⑤ 47 ⑥ 53 ⑦ 48 ⑧ 42 ⑨ 39 ⑩ 51

次の計算をしましょう。

1　$7 + 4 + 6 =$

2　$72 \div 9 =$

3　$23 - 3 - 5 =$

4　$3 \times 4 =$

5　$13 + 8 =$

6　$6 + 5 + 12 =$

7　$15 - 3 - 5 =$

8　$4 \times 5 =$

9　$20 - 4 - 12 =$

10　$24 \div 2 =$

11　$16 - 9 =$

12　$6 \times 1 =$

13　$3 + 11 + 6 =$

14　$10 \div 2 =$

15　$25 - 4 - 7 =$

16　$45 \div 9 =$

17　$13 - 2 + 4 =$

18　$15 - 7 =$

19　$14 \times 5 =$

20　$18 + 6 + 2 =$

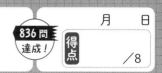

時間の筆算です。□時間□分と答えましょう。

① 　12 時間 50 分
　－　 6 時間　5 分
　　　 □ 時間 □ 分

② 　10 時間 33 分
　＋　 2 時間 22 分
　　　 □ 時間 □ 分

③ 　 6 時間 35 分
　＋　15 時間 40 分
　　　 □ 時間 □ 分

④ 　17 時間 25 分
　＋　11 時間 26 分
　　　 □ 時間 □ 分

⑤ 　 4 時間 18 分
　＋　16 時間 28 分
　　　 □ 時間 □ 分

⑥ 　19 時間 37 分
　－　 5 時間 49 分
　　　 □ 時間 □ 分

⑦ 　12 時間 51 分
　＋　13 時間 27 分
　　　 □ 時間 □ 分

⑧ 　20 時間 21 分
　－　 8 時間 35 分
　　　 □ 時間 □ 分

月　日

得点　／20

次の計算をしましょう。

① $15 - 4 - 4 =$ ⬚ 　⑪ $21 - 8 - 7 =$ ⬚

② $6 + 5 + 4 =$ ⬚ 　⑫ $3 + 9 + 9 =$ ⬚

③ $12 - 8 + 1 =$ ⬚ 　⑬ $4 + 13 - 5 =$ ⬚

④ $18 - 5 - 6 =$ ⬚ 　⑭ $12 - 4 + 15 =$ ⬚

⑤ $14 + 1 - 5 =$ ⬚ 　⑮ $6 + 3 + 16 =$ ⬚

⑥ $10 - 4 + 7 =$ ⬚ 　⑯ $17 - 8 + 2 =$ ⬚

⑦ $16 + 8 - 3 =$ ⬚ 　⑰ $2 + 3 - 1 =$ ⬚

⑧ $14 - 2 - 9 =$ ⬚ 　⑱ $20 - 4 - 5 =$ ⬚

⑨ $8 - 1 + 15 =$ ⬚ 　⑲ $13 - 3 + 6 =$ ⬚

⑩ $2 + 6 + 12 =$ ⬚ 　⑳ $2 + 14 + 1 =$ ⬚

□にあてはまる数を書きましょう。

1. □ + 12 = 13

11. 6 × □ = 48

2. 20 ÷ □ = 5

12. □ − 11 = 14

3. 15 − □ = 10

13. 10 ÷ □ = 5

4. □ × 4 = 12

14. 13 + □ = 21

5. 42 ÷ □ = 7

15. □ × 8 = 24

6. □ − 11 = 6

16. □ − 16 = 8

7. 3 + □ = 9

17. □ × 2 = 18

8. 9 × □ = 9

18. 13 − □ = 2

9. □ + 3 = 15

19. □ + 5 = 17

10. 35 ÷ □ = 5

20. 49 ÷ □ = 7

61日
の答え ▶ 1 6, 45 2 12, 55 3 22, 15 4 28, 51
5 20, 46 6 13, 48 7 26, 18 8 11, 46

64日 十一の符号入れ

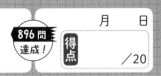

896問達成！

得点　／20

月　　日

□には、＋か−が入ります。あてはまる符号を書き式を完成させましょう。

1　5 □ 6 □ 4 = 7

2　19 □ 4 □ 2 = 13

3　6 □ 2 □ 10 = 14

4　1 □ 9 □ 1 = 9

5　3 □ 7 □ 2 = 12

6　5 □ 3 □ 7 = 9

7　8 □ 4 □ 3 = 7

8　12 □ 5 □ 3 = 14

9　9 □ 1 □ 4 = 12

10　10 □ 4 □ 2 = 8

11　7 □ 1 □ 6 = 12

12　3 □ 8 □ 9 = 20

13　4 □ 5 □ 2 = 7

14　16 □ 1 □ 5 = 10

15　8 □ 2 □ 3 = 13

16　15 □ 4 □ 7 = 4

17　2 □ 13 □ 4 = 11

18　1 □ 6 □ 2 = 5

19　6 □ 5 □ 18 = 19

20　5 □ 15 □ 3 = 17

62日
の答え ▶ 1 7　2 15　3 5　4 7　5 10　6 13　7 21　8 3　9 22　10 20
11 6　12 21　13 12　14 23　15 25　16 11　17 4　18 11　19 16　20 17

67

906問達成！

得点 ／10

月　　　日

できるだけ早く足し算をしましょう。数字をメモして計算してもOKです。

1. $7 + 2 + 4 + 1 + 6 + 8 + 4 + 3 + 5 + 1 =$ ☐

2. $9 + 3 + 2 + 3 + 8 + 2 + 5 + 7 + 1 + 6 =$ ☐

3. $3 + 1 + 5 + 6 + 7 + 3 + 8 + 5 + 2 + 8 =$ ☐

4. $5 + 9 + 3 + 4 + 2 + 2 + 6 + 9 + 7 + 3 =$ ☐

5. $4 + 4 + 2 + 5 + 3 + 6 + 1 + 3 + 9 + 2 =$ ☐

6. $6 + 8 + 7 + 6 + 2 + 3 + 5 + 2 + 9 + 8 =$ ☐

7. $8 + 3 + 6 + 2 + 5 + 7 + 1 + 8 + 2 + 3 =$ ☐

8. $1 + 4 + 3 + 2 + 6 + 2 + 4 + 5 + 3 + 1 =$ ☐

9. $2 + 5 + 1 + 3 + 8 + 4 + 4 + 3 + 2 + 5 =$ ☐

10. $6 + 2 + 2 + 4 + 8 + 3 + 5 + 9 + 4 + 7 =$ ☐

63日の答え ▶ ①1 ②4 ③5 ④3 ⑤6 ⑥17 ⑦6 ⑧1 ⑨12 ⑩7
⑪8 ⑫25 ⑬2 ⑭8 ⑮3 ⑯24 ⑰9 ⑱11 ⑲12 ⑳7

次の計算をしましょう。

①
```
   2  9
+  1  3
───────
```

⑤
```
   5  2
-  4  3
───────
```

②
```
   6  4
-  5  3
───────
```

⑥
```
   9  1
-  2  8
───────
```

③
```
   7  8
+  5  7
───────
```

⑦
```
   6  6
+  8  2
───────
```

④
```
   2  7
+  6  4
───────
```

⑧
```
   4  5
-  1  7
───────
```

64日の答え ▶ ① +, - ② -, - ③ -, + ④ +, - ⑤ +, + ⑥ -, + ⑦ -, + ⑧ +, - ⑨ -, + ⑩ -, + ⑪ -, + ⑫ +, + ⑬ +, - ⑭ -, - ⑮ +, + ⑯ -, - ⑰ +, - ⑱ +, - ⑲ -, + ⑳ +, -

時間の筆算

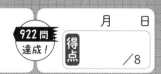

時間の筆算です。□時間□分と答えましょう。

① 　　26 時間 15 分
　　－ 10 時間 25 分
　　　　□ 時間 □ 分

② 　　13 時間 34 分
　　＋ 4 時間 9 分
　　　　□ 時間 □ 分

③ 　　16 時間 10 分
　　＋ 7 時間 55 分
　　　　□ 時間 □ 分

④ 　　12 時間 13 分
　　－ 8 時間 12 分
　　　　□ 時間 □ 分

⑤ 　　11 時間 19 分
　　＋ 12 時間 45 分
　　　　□ 時間 □ 分

⑥ 　　22 時間 14 分
　　－ 13 時間 32 分
　　　　□ 時間 □ 分

⑦ 　　10 時間 11 分
　　＋ 8 時間 39 分
　　　　□ 時間 □ 分

⑧ 　　15 時間 28 分
　　＋ 14 時間 58 分
　　　　□ 時間 □ 分

65日の答え ▶ ① 41 ② 46 ③ 48 ④ 50 ⑤ 39 ⑥ 56 ⑦ 45 ⑧ 31 ⑨ 37 ⑩ 50

コインで足し算。合計額はいくらになるでしょう。

1　(50) (1) (100) (50) (50) (10) (5) (50)　[　]円

2　(100) (5) (100) (10) (50) (1) (5) (1)　[　]円

3　(500) (10) (5) (500) (10) (100) (500) (100)　[　]円

4　(5) (1) (10) (50) (1) (500) (1) (10)　[　]円

5　(10) (50) (1) (5) (100) (100) (10) (1)　[　]円

6　(5) (10) (5) (10) (500) (5) (1) (500)　[　]円

7　(100) (1) (100) (100) (5) (5) (100) (10)　[　]円

8　(500) (10) (10) (5) (10) (1) (100) (1)　[　]円

9　(1) (10) (5) (1) (10) (50) (100) (5)　[　]円

10　(10) (50) (5) (50) (10) (100) (5) (50)　[　]円

66日の答え ▶ ① 42　② 11　③ 135　④ 91　⑤ 9　⑥ 63　⑦ 148　⑧ 28

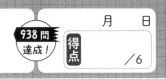

月　日

線でつながったマスどうしを足して、□に答えを書きましょう。

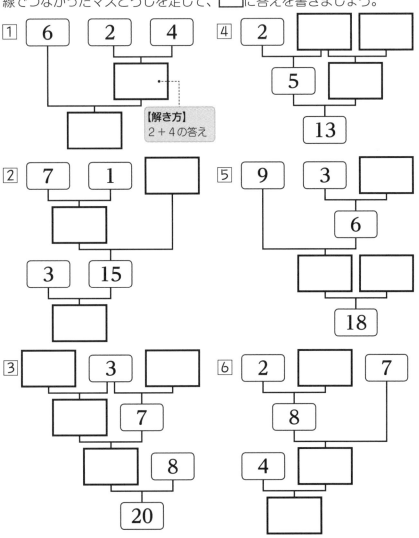

1 6 2 4
【解き方】
2 + 4の答え

2 7 1
3 15

3 3
7
8
20

4 2
5
13

5 9 3
6
18

6 2 7
8
4

67日 ▶ 1 15, 50 2 17, 43 3 24, 5 4 4, 1
の答え 5 24, 4 6 8, 42 7 18, 50 8 30, 26

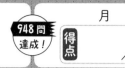
できるだけ早く足し算をしましょう。数字をメモして計算してもOKです。

1　$1 + 2 + 5 + 4 + 3 + 2 + 8 + 7 + 6 + 5 =$

2　$8 + 2 + 6 + 3 + 8 + 4 + 6 + 9 + 4 + 3 =$

3　$2 + 9 + 8 + 3 + 7 + 1 + 5 + 8 + 1 + 6 =$

4　$4 + 1 + 5 + 8 + 3 + 4 + 3 + 4 + 2 + 1 =$

5　$6 + 5 + 3 + 4 + 8 + 2 + 1 + 5 + 6 + 4 =$

6　$9 + 3 + 5 + 6 + 1 + 7 + 8 + 2 + 3 + 8 =$

7　$5 + 4 + 3 + 6 + 7 + 8 + 1 + 9 + 8 + 5 =$

8　$2 + 8 + 6 + 7 + 5 + 9 + 2 + 4 + 8 + 3 =$

9　$3 + 6 + 8 + 3 + 5 + 7 + 8 + 3 + 4 + 2 =$

10　$6 + 5 + 9 + 7 + 1 + 8 + 6 + 3 + 9 + 7 =$

68日
の答え▶　1 316　2 272　3 1725　4 578　5 277
6 1036　7 421　8 637　9 182　10 280

73

次の計算をしましょう。

1　14 − 3 − 4 =

11　3 + 8 + 4 =

2　42 ÷ 7 =

12　9 × 1 =

3　8 + 3 + 12 =

13　15 − 6 + 2 =

4　11 × 5 =

14　48 ÷ 6 =

5　15 − 9 =

15　16 + 2 − 5 =

6　12 ÷ 6 =

16　6 ÷ 3 =

7　21 − 4 + 8 =

17　19 − 2 − 4 =

8　13 × 5 =

18　24 ÷ 8 =

9　10 − 6 + 15 =

19　5 + 12 − 1 =

10　64 ÷ 8 =

20　3 × 9 =

69日の答え▶ 1 6, 12　2 7, 8, 18　3 2, 4, 5, 12　4 3, 5, 8
5 3, 15, 3　6 6, 15, 19
※上段から下段、左から右の順です。

□には、＋か－が入ります。あてはまる符号を書き式を完成させましょう。

1 2 □ 7 □ 3 = 6

2 5 □ 1 □ 7 = 11

3 13 □ 4 □ 2 = 7

4 6 □ 8 □ 4 = 10

5 11 □ 2 □ 6 = 15

6 4 □ 5 □ 1 = 8

7 10 □ 3 □ 6 = 13

8 9 □ 4 □ 7 = 20

9 7 □ 2 □ 9 = 14

10 5 □ 3 □ 6 = 8

11 12 □ 2 □ 5 = 5

12 16 □ 8 □ 2 = 10

13 9 □ 5 □ 8 = 12

14 15 □ 4 □ 3 = 8

15 6 □ 1 □ 6 = 11

16 5 □ 7 □ 8 = 4

17 8 □ 8 □ 3 = 19

18 20 □ 3 □ 4 = 13

19 4 □ 11 □ 8 = 7

20 3 □ 2 □ 8 = 9

70日の答え ▶ 1 43 2 53 3 50 4 35 5 44 6 52 7 56 8 54 9 49 10 61

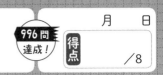

□にあてはまる数を書きましょう。

1
```
    □ 6
  −  4 □
  ───────
    4 3
```

5
```
    6 □
  +  □ 1
  ───────
    8 7
```

2
```
    □ 2
  +  9 □
  ───────
  1 5 6
```

6
```
    2 8
  +  □ 4
  ───────
    5 □
```

3
```
    □ 3
  −  5 7
  ───────
    2 □
```

7
```
    3 □
  +  □ 5
  ───────
    7 2
```

4
```
    □ 1
  +  3 □
  ───────
    7 0
```

8
```
    □ 9
  −  4 □
  ───────
    1 8
```

次の計算をしましょう。

1　$4 + 2 + 5 =$ ▢

2　$7 - 3 + 8 =$ ▢

3　$5 + 1 + 5 =$ ▢

4　$9 - 2 + 6 =$ ▢

5　$20 - 5 - 7 =$ ▢

6　$13 + 4 - 9 =$ ▢

7　$7 + 2 + 11 =$ ▢

8　$4 - 2 + 13 =$ ▢

9　$12 - 4 - 3 =$ ▢

10　$6 + 13 - 5 =$ ▢

11　$9 + 5 - 2 =$ ▢

12　$5 - 4 + 16 =$ ▢

13　$13 - 5 - 2 =$ ▢

14　$4 + 9 + 2 =$ ▢

15　$15 - 2 + 7 =$ ▢

16　$3 + 12 + 8 =$ ▢

17　$11 + 5 - 6 =$ ▢

18　$21 - 7 - 1 =$ ▢

19　$13 - 4 + 6 =$ ▢

20　$1 + 9 + 8 =$ ▢

72日の答え▶ 1 +, −　2 −, +　3 −, −　4 +, −　5 −, +　6 +, −　7 −, +　8 +, +　9 −, +　10 −, +　11 −, −　12 −, +　13 −, +　14 −, −　15 −, +　16 +, −　17 +, +　18 −, −　19 +, −　20 −, +

77

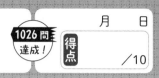

できるだけ早く足し算をしましょう。数字をメモして計算してもOKです。

1　$3 + 5 + 5 + 4 + 8 + 2 + 6 + 7 + 4 + 2 =$

2　$4 + 8 + 3 + 2 + 5 + 9 + 4 + 5 + 6 + 3 =$

3　$8 + 7 + 5 + 6 + 4 + 3 + 1 + 2 + 7 + 4 =$

4　$6 + 3 + 1 + 8 + 2 + 5 + 1 + 6 + 2 + 8 =$

5　$5 + 4 + 1 + 8 + 3 + 4 + 1 + 2 + 5 + 7 =$

6　$2 + 8 + 1 + 6 + 3 + 8 + 2 + 8 + 4 + 5 =$

7　$1 + 9 + 5 + 4 + 2 + 1 + 3 + 5 + 6 + 9 =$

8　$4 + 4 + 1 + 6 + 5 + 2 + 1 + 5 + 7 + 3 =$

9　$8 + 3 + 2 + 9 + 8 + 5 + 1 + 6 + 8 + 1 =$

10　$9 + 3 + 5 + 2 + 7 + 6 + 8 + 4 + 1 + 5 =$

73日
の答え ▶ 1 8, 3　2 6, 4　3 8, 6　4 3, 9
5 6, 2　6 2, 2　7 7, 3　8 5, 1
※上段、下段の順です。

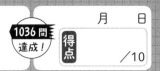
コインで足し算。合計額はいくらになるでしょう。

1　(1) (10) (5) (1) (5) (10) (1) (5)　□ 円

2　(100) (50) (10) (10) (1) (1) (5) (10)　□ 円

3　(50) (1) (50) (5) (1) (500) (1) (100)　□ 円

4　(10) (100) (100) (5) (1) (50) (100) (5)　□ 円

5　(5) (500) (10) (100) (1) (10) (10) (500)　□ 円

6　(500) (500) (1) (10) (5) (5) (10) (1)　□ 円

7　(10) (10) (1) (5) (1) (10) (100) (5)　□ 円

8　(50) (1) (10) (1) (50) (1) (50) (1)　□ 円

9　(1) (50) (5) (10) (1) (500) (100) (500)　□ 円

10　(100) (10) (5) (5) (10) (100) (1) (50)　□ 円

74日の答え ▶ 1 11　2 12　3 11　4 13　5 8　6 8　7 20　8 15　9 5　10 14
11 12　12 17　13 6　14 15　15 20　16 23　17 10　18 13　19 15　20 18

77日 十一の符号入れ

 1056問達成！

 得点 ／20

月　日

□には、＋か－が入ります。あてはまる符号を書き式を完成させましょう。

1　13 □ 7 □ 1 = 5

2　4 □ 5 □ 6 = 15

3　6 □ 2 □ 4 = 8

4　8 □ 7 □ 2 = 13

5　9 □ 6 □ 1 = 4

6　3 □ 2 □ 4 = 9

7　6 □ 8 □ 7 = 7

8　16 □ 5 □ 8 = 3

9　7 □ 3 □ 8 = 12

10　4 □ 6 □ 2 = 8

11　4 □ 2 □ 4 = 6

12　5 □ 7 □ 1 = 11

13　3 □ 6 □ 8 = 17

14　11 □ 2 □ 4 = 5

15　8 □ 1 □ 3 = 10

16　4 □ 9 □ 6 = 7

17　12 □ 6 □ 5 = 11

18　9 □ 3 □ 4 = 8

19　17 □ 2 □ 1 = 14

20　5 □ 8 □ 2 = 15

75日の答え▶ 1 46　2 49　3 47　4 42　5 40　6 47　7 45　8 38　9 51　10 50

時間の筆算です。□時間□分と答えましょう。

1　　　12 時間 10 分

　　+　15 時間 35 分

　　　　□ 時間 □ 分

2　　　 8 時間 34 分

　　−　 4 時間 22 分

　　　　□ 時間 □ 分

3　　　14 時間 10 分

　　+　 7 時間 50 分

　　　　□ 時間 □ 分

4　　　11 時間 16 分

　　−　 9 時間 9 分

　　　　□ 時間 □ 分

5　　　16 時間 24 分

　　+　19 時間 56 分

　　　　□ 時間 □ 分

6　　　 8 時間 48 分

　　+　 7 時間 39 分

　　　　□ 時間 □ 分

7　　　10 時間 15 分

　　−　 5 時間 49 分

　　　　□ 時間 □ 分

8　　　 2 時間 54 分

　　+　 6 時間 51 分

　　　　□ 時間 □ 分

81

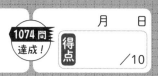

計算をして、答えを数字で書きましょう。文字を数字で書いて計算してもOKです。

1　ごじゅう　－　ニジュウゴ　－　[さいころ5]　=　☐

2　サンジュウイチ　＋　十八　－　じゅうろく　=　☐

3　四十五　＋　[さいころ6]　－　ニジュウヨン　=　☐

4　ジュウナナ　＋　にじゅうに　－　[さいころ4]　=　☐

5　[さいころ2]　＋　さんじゅうろく　＋　ジュウイチ　=　☐

6　二十九　－　[さいころ3]　＋　さんじゅうさん　=　☐

7　[さいころ3]　＋　よんじゅうよん　－　ニジュウキュウ　=　☐

8　じゅうろく　＋　ニジュウヨン　－　三十一　=　☐

9　三十七　－　[さいころ5]　－　ジュウロク　=　☐

10　にじゅうに　＋　二十五　－　[さいころ6]　=　☐

77日の答え▶
1 －, － 2 +, + 3 －, + 4 +, － 5 －, + 6 +, + 7 +, －
8 －, － 9 －, + 10 +, － 11 －, + 12 +, － 13 +, + 14 －, －
15 －, + 16 +, － 17 －, + 18 +, － 19 －, － 20 +, +

次の計算をしましょう。

1

```
    3  4
 -  1  2
 _____
```

5

```
    1  5
 +  2  6
 _____
```

2

```
    9  1
 +  6  8
 _____
```

6

```
    4  4
 -  3  8
 _____
```

3

```
    5  2
 -  1  7
 _____
```

7

```
    6  3
 -  4  5
 _____
```

4

```
    2  9
 +  7  1
 _____
```

8

```
    5  8
 +  9  9
 _____
```

1つの穴あき計算

□にあてはまる数を書きましょう。

1　$3 \times \boxed{} = 6$

2　$14 - \boxed{} = 7$

3　$\boxed{} + 4 = 13$

4　$\boxed{} \div 6 = 7$

5　$8 + \boxed{} = 12$

6　$\boxed{} \div 7 = 9$

7　$\boxed{} \times 9 = 81$

8　$15 - \boxed{} = 7$

9　$8 + \boxed{} = 20$

10　$\boxed{} \times 7 = 56$

11　$\boxed{} - 2 = 5$

12　$\boxed{} \div 3 = 4$

13　$12 - \boxed{} = 8$

14　$\boxed{} \div 4 = 4$

15　$6 \times \boxed{} = 6$

16　$\boxed{} + 11 = 15$

17　$7 - \boxed{} = 2$

18　$54 \div \boxed{} = 9$

19　$5 \times \boxed{} = 35$

20　$\boxed{} + 13 = 24$

79日の答え ▶ 1 20　2 33　3 27　4 35　5 49　6 59　7 18　8 9　9 19　10 41

できるだけ早く足し算をしましょう。数字をメモして計算してもOKです。

1 $5 + 2 + 1 + 7 + 6 + 1 + 8 + 4 + 1 + 4 =$

2 $2 + 7 + 1 + 6 + 5 + 4 + 2 + 5 + 3 + 9 =$

3 $7 + 3 + 2 + 1 + 8 + 5 + 6 + 3 + 4 + 2 =$

4 $4 + 8 + 3 + 2 + 5 + 8 + 3 + 4 + 6 + 3 =$

5 $6 + 9 + 5 + 6 + 4 + 3 + 7 + 2 + 3 + 7 =$

6 $9 + 1 + 3 + 5 + 2 + 6 + 2 + 5 + 4 + 1 =$

7 $3 + 8 + 2 + 4 + 5 + 1 + 5 + 6 + 7 + 2 =$

8 $1 + 6 + 3 + 5 + 8 + 3 + 9 + 2 + 6 + 8 =$

9 $8 + 5 + 4 + 8 + 2 + 6 + 5 + 9 + 3 + 4 =$

10 $3 + 9 + 2 + 7 + 8 + 4 + 3 + 2 + 4 + 7 =$

80日の答え ▶ 1 22 2 159 3 35 4 100 5 41 6 6 7 18 8 157

85

次の計算をしましょう。

1　$12 + 7 - 5 =$ ☐　　11　$13 - 2 - 3 =$ ☐

2　$3 + 9 + 4 =$ ☐　　12　$6 - 1 + 9 =$ ☐

3　$13 - 3 + 1 =$ ☐　　13　$17 + 2 - 10 =$ ☐

4　$6 - 1 + 8 =$ ☐　　14　$5 + 3 - 1 =$ ☐

5　$4 + 11 - 5 =$ ☐　　15　$7 - 2 + 16 =$ ☐

6　$8 - 5 + 12 =$ ☐　　16　$21 - 6 - 8 =$ ☐

7　$16 - 4 - 5 =$ ☐　　17　$15 - 7 + 3 =$ ☐

8　$12 - 3 + 7 =$ ☐　　18　$8 + 11 - 4 =$ ☐

9　$7 - 4 + 15 =$ ☐　　19　$15 - 9 + 8 =$ ☐

10　$2 + 14 - 9 =$ ☐　　20　$9 - 4 + 17 =$ ☐

81日
の答え ▶ 1 2　2 7　3 9　4 42　5 4　6 63　7 9　8 8　9 12　10 8　11 7　12 12　13 4　14 16　15 1　16 4　17 5　18 6　19 7　20 11

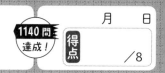
時間の筆算です。□時間□分と答えましょう。

1　　　3 時間 10 分
　　＋ 13 時間 40 分
　　　□ 時間 □ 分

5　　 14 時間 36 分
　　＋　9 時間 39 分
　　　□ 時間 □ 分

2　　 12 時間 12 分
　　＋　5 時間 45 分
　　　□ 時間 □ 分

6　　 18 時間 10 分
　　－　8 時間 50 分
　　　□ 時間 □ 分

3　　 18 時間 30 分
　　－ 16 時間 40 分
　　　□ 時間 □ 分

7　　 12 時間 48 分
　　＋ 10 時間 37 分
　　　□ 時間 □ 分

4　　　7 時間 55 分
　　＋ 11 時間 18 分
　　　□ 時間 □ 分

8　　　9 時間 52 分
　　－　6 時間 29 分
　　　□ 時間 □ 分

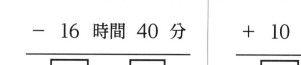

82日
の答え ▶ 1 39　2 41　3 41　4 46　5 52　6 38　7 43　0 51　9 54　10 49

87

1160問達成！

 得点 ／20

月　　日

□には、＋か−が入ります。あてはまる符号を書き式を完成させましょう。

1　7 □ 2 □ 5 ＝10　　11　9 □ 5 □ 4 ＝ 8

2　3 □ 5 □ 1 ＝ 7　　12　5 □ 2 □ 4 ＝ 3

3　4 □ 1 □ 3 ＝ 8　　13　10 □ 3 □ 9 ＝ 4

4　14 □ 2 □ 6 ＝ 6　　14　7 □ 2 □ 6 ＝11

5　6 □ 1 □ 7 ＝12　　15　4 □ 1 □ 7 ＝10

6　11 □ 3 □ 5 ＝ 9　　16　12 □ 8 □ 2 ＝ 2

7　8 □ 8 □ 3 ＝13　　17　9 □ 1 □ 5 ＝13

8　5 □ 3 □ 1 ＝ 3　　18　4 □ 4 □ 9 ＝17

9　6 □ 7 □ 3 ＝16　　19　16 □ 5 □ 4 ＝ 7

10　15 □ 8 □ 2 ＝ 5　　20　8 □ 4 □ 6 ＝ 6

83日
の答え ▶ 1 14　2 16　3 11　4 13　5 10　6 15　7 7　8 16　9 18　10 7
11 8　12 14　13 9　14 7　15 21　16 7　17 11　18 15　19 14　20 22

88

全部でいくら

コインで足し算。合計額はいくらになるでしょう。

1　⑤ ① ㊿ ⑤ ㊿ ① ⑩ ⑤　　☐ 円

2　㊿ ⑩⓪ ⑩ ⑩⓪ ⑩ ⑤ ⑤⓪⓪ ⑩　　☐ 円

3　① ⑩ ① ⑤ ⑩ ㊿ ① ⑩　　☐ 円

4　⑩⓪ ① ⑩⓪ ⑤ ① ① ⑤ ㊿　　☐ 円

5　⑤⓪⓪ ㊿ ⑩ ⑤⓪⓪ ⑩⓪ ⑩ ⑩ ⑩⓪　　☐ 円

6　⑤ ⑩ ① ⑩⓪ ① ㊿ ⑩ ⑤　　☐ 円

7　⑩⓪ ⑤ ㊿ ⑤⓪⓪ ① ⑤⓪⓪ ⑩⓪ ①　　☐ 円

8　⑩ ① ⑩⓪ ① ⑩⓪ ⑩ ① ㊿　　☐ 円

9　① ⑤⓪⓪ ⑤ ① ⑤⓪⓪ ⑤ ⑩ ⑤⓪⓪　　☐ 円

10　㊿ ⑤ ⑤ ㊿ ⑩ ㊿ ⑤ ⑩　　☐ 円

84日の答え ▶ 1 16, 50　2 17, 57　3 1, 50　4 19, 13　5 24, 15　6 9, 20　7 23, 25　8 3, 23

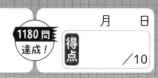

87日 スピード足し算

1180問達成！

得点 ／10

月 日

できるだけ早く足し算をしましょう。数字をメモして計算してもOKです。

1　$4 + 2 + 1 + 5 + 9 + 3 + 5 + 6 + 2 + 3 =$

2　$1 + 6 + 8 + 4 + 2 + 9 + 7 + 5 + 1 + 8 =$

3　$5 + 8 + 2 + 6 + 3 + 4 + 6 + 2 + 8 + 5 =$

4　$2 + 7 + 1 + 9 + 8 + 5 + 2 + 7 + 3 + 6 =$

5　$8 + 9 + 6 + 7 + 5 + 4 + 8 + 6 + 9 + 7 =$

6　$3 + 2 + 5 + 4 + 6 + 1 + 3 + 4 + 2 + 6 =$

7　$9 + 1 + 7 + 6 + 2 + 3 + 9 + 7 + 5 + 8 =$

8　$7 + 2 + 5 + 9 + 4 + 1 + 6 + 3 + 8 + 2 =$

9　$4 + 6 + 8 + 7 + 3 + 2 + 9 + 5 + 1 + 7 =$

10　$6 + 1 + 9 + 4 + 2 + 5 + 3 + 4 + 2 + 7 =$

85日
の答え ▶ 1 −, + 2 +, − 3 +, + 4 −, − 5 −, + 6 +, − 7 +, − 8 −, + 9 +, + 10 −, − 11 −, + 12 +, − 13 +, − 14 −, + 15 −, + 16 −, − 17 −, + 18 +, + 19 −, − 20 +, −

90

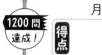
次の計算をしましょう。

1 24 − 7 =

2 4 × 3 =

3 10 − 2 + 8 =

4 32 ÷ 4 =

5 19 + 2 − 7 =

6 12 + 9 =

7 22 − 8 + 3 =

8 8 × 9 =

9 15 + 6 =

10 4 + 12 − 7 =

11 7 × 7 =

12 48 ÷ 8 =

13 3 + 5 + 16 =

14 27 − 9 =

15 3 × 8 =

16 21 − 3 − 10 =

17 4 + 2 + 12 =

18 63 ÷ 7 =

19 5 + 16 − 8 =

20 15 × 4 =

86日
の答え ▶ 1 127　2 785　3 88　4 263　5 1280
6 182　7 1257　8 273　9 1522　10 185

89日 筆算

次の計算をしましょう。

1)
```
    8  3
 +  1  9
```

5)
```
    2  4
 +  3  5
```

2)
```
    3  4
 -  2  6
```

6)
```
    8  6
 -  1  8
```

3)
```
    1  7
 +  3  7
```

7)
```
    7  9
 -  6  3
```

4)
```
    5  5
 -  2  9
```

8)
```
    4  6
 +  1  7
```

87日の答え ① 40 ② 51 ③ 49 ④ 50 ⑤ 69 ⑥ 36 ⑦ 57 ⑧ 47 ⑨ 52 ⑩ 43

できるだけ早く足し算をしましょう。数字をメモして計算してもOKです。

1　$9 + 2 + 7 + 4 + 5 + 6 + 9 + 3 + 2 + 5 =$ ☐

2　$5 + 3 + 6 + 5 + 4 + 3 + 1 + 2 + 8 + 4 =$ ☐

3　$8 + 2 + 7 + 9 + 5 + 1 + 7 + 4 + 8 + 9 =$ ☐

4　$4 + 5 + 2 + 8 + 6 + 3 + 4 + 3 + 7 + 2 =$ ☐

5　$7 + 6 + 8 + 5 + 4 + 2 + 9 + 7 + 5 + 3 =$ ☐

6　$2 + 6 + 1 + 8 + 2 + 2 + 6 + 3 + 4 + 8 =$ ☐

7　$3 + 8 + 2 + 4 + 5 + 1 + 5 + 6 + 7 + 2 =$ ☐

8　$6 + 5 + 3 + 6 + 4 + 8 + 3 + 2 + 4 + 9 =$ ☐

9　$9 + 2 + 5 + 3 + 7 + 5 + 2 + 8 + 2 + 6 =$ ☐

10　$1 + 8 + 9 + 6 + 2 + 4 + 7 + 8 + 7 + 5 =$ ☐

88日▶の答え　1 17　2 12　3 16　4 8　5 14　6 21　7 17　8 72　9 21　10 9
11 49　12 6　13 24　14 18　15 24　16 8　17 18　18 9　19 13　20 60

□には、＋か－が入ります。あてはまる符号を書き式を完成させましょう。

1　14 □ 5 □ 8 = 1

2　6 □ 2 □ 3 = 5

3　11 □ 3 □ 6 = 8

4　5 □ 1 □ 7 = 11

5　4 □ 12 □ 1 = 17

6　3 □ 8 □ 4 = 7

7　12 □ 5 □ 2 = 9

8　8 □ 4 □ 15 = 19

9　2 □ 6 □ 13 = 21

10　15 □ 2 □ 7 = 6

11　13 □ 6 □ 4 = 3

12　4 □ 10 □ 3 = 11

13　9 □ 7 □ 4 = 6

14　10 □ 5 □ 3 = 8

15　1 □ 6 □ 3 = 10

16　2 □ 5 □ 8 = 15

17　16 □ 2 □ 9 = 5

18　3 □ 4 □ 2 = 9

19　17 □ 2 □ 7 = 8

20　6 □ 9 □ 2 = 13

89日
の答え ▶ 1 102　2 8　3 54　4 26　5 59　6 68　7 16　8 63

94

次の計算をしましょう。

1. $20 - 3 - 7 = $

2. $36 \div 4 = $

3. $13 - 5 = $

4. $12 \times 4 = $

5. $3 + 12 - 8 = $

6. $16 + 7 = $

7. $13 - 2 - 5 = $

8. $6 \times 9 = $

9. $14 \div 7 = $

10. $15 + 3 + 4 = $

11. $13 \times 3 = $

12. $63 \div 9 = $

13. $11 - 4 + 6 = $

14. $5 \times 9 = $

15. $23 + 4 - 10 = $

16. $19 - 3 - 8 = $

17. $24 - 6 = $

18. $18 \div 2 = $

19. $3 + 14 - 5 = $

20. $2 \times 6 = $

□にあてはまる数を書きましょう。

1　72 ÷ □ = 8

2　□ + 5 = 11

3　14 − □ = 7

4　□ × 2 = 2

5　24 ÷ □ = 6

6　21 − □ = 7

7　□ + 11 = 16

8　6 × □ = 42

9　□ + 8 = 19

10　15 ÷ □ = 3

11　8 × □ = 8

12　□ − 13 = 12

13　10 ÷ □ = 2

14　□ + 5 = 7

15　8 × □ = 56

16　□ − 11 = 8

17　□ × 4 = 24

18　21 − □ = 3

19　□ + 1 = 7

20　6 ÷ □ = 2

91日の答え ▶
1 −、− 2 +、− 3 +、− 4 −、+ 5 +、+ 6 +、− 7 −、+
8 −、+ 9 +、+ 10 −、− 11 −、− 12 +、− 13 −、+ 14 −、+
15 +、+ 16 +、+ 17 −、− 18 +、+ 19 −、− 20 +、−

96

次の計算をしましょう。

1. $7 + 6 + 5 =$

2. $9 - 2 + 9 =$

3. $10 + 2 - 3 =$

4. $11 - 8 + 4 =$

5. $18 - 5 - 1 =$

6. $8 + 12 - 9 =$

7. $6 + 8 + 5 =$

8. $19 - 1 - 6 =$

9. $8 - 3 + 16 =$

10. $12 - 7 + 2 =$

11. $8 + 8 - 3 =$

12. $15 - 4 - 6 =$

13. $9 - 5 + 13 =$

14. $6 + 9 - 4 =$

15. $13 - 5 + 8 =$

16. $7 + 2 + 11 =$

17. $13 + 5 - 9 =$

18. $11 - 4 - 2 =$

19. $6 + 5 + 6 =$

20. $3 + 19 - 7 =$

92日
の答え ▶ ① 10 ② 9 ③ 8 ④ 48 ⑤ 7 ⑥ 23 ⑦ 6 ⑧ 54 ⑨ 2 ⑩ 22
⑪ 39 ⑫ 7 ⑬ 13 ⑭ 45 ⑮ 17 ⑯ 8 ⑰ 18 ⑱ 9 ⑲ 12 ⑳ 12

できるだけ早く足し算をしましょう。数字をメモして計算してもOKです。

① $6 + 9 + 5 + 6 + 4 + 2 + 9 + 1 + 8 + 7 =$

② $8 + 4 + 6 + 1 + 2 + 5 + 8 + 5 + 3 + 6 =$

③ $7 + 5 + 3 + 8 + 5 + 8 + 7 + 5 + 6 + 4 =$

④ $9 + 8 + 4 + 3 + 8 + 7 + 3 + 7 + 8 + 9 =$

⑤ $5 + 7 + 3 + 2 + 5 + 4 + 7 + 2 + 1 + 8 =$

⑥ $1 + 3 + 7 + 9 + 8 + 9 + 8 + 6 + 4 + 7 =$

⑦ $4 + 6 + 2 + 1 + 4 + 5 + 7 + 3 + 1 + 5 =$

⑧ $3 + 7 + 5 + 4 + 1 + 7 + 2 + 6 + 3 + 4 =$

⑨ $7 + 6 + 4 + 9 + 2 + 8 + 2 + 1 + 6 + 7 =$

⑩ $2 + 8 + 1 + 3 + 6 + 5 + 6 + 3 + 7 + 5 =$

93日
の答え ▶ ①9 ②6 ③7 ④1 ⑤4 ⑥14 ⑦5 ⑧7 ⑨11 ⑩5
⑪1 ⑫25 ⑬5 ⑭2 ⑮7 ⑯19 ⑰6 ⑱18 ⑲6 ⑳3

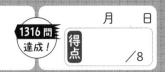

□にあてはまる数を書きましょう。

1
```
    2 □
+ □ 4
─────
  3 6
```

5
```
    4 □
+ □ 7
─────
  8 6
```

2
```
  □ 7
- 5 □
─────
  3 1
```

6
```
  □ 2
+ 5 □
─────
  6 3
```

3
```
    2 □
+ □ 8
─────
  6 5
```

7
```
    9 □
+ 3 5
─────
1 □ 1
```

4
```
    6 3
+ □ 3
─────
1 3 □
```

8
```
  □ 6
- 2 □
─────
  4 8
```

□には、＋か－が入ります。あてはまる符号を書き式を完成させましょう。

1　5 □ 5 □ 3 = 7

2　12 □ 4 □ 4 = 4

3　3 □ 9 □ 2 = 10

4　7 □ 2 □ 7 = 12

5　6 □ 6 □ 11 = 1

6　9 □ 3 □ 5 = 11

7　13 □ 5 □ 1 = 9

8　4 □ 1 □ 3 = 6

9　2 □ 9 □ 3 = 14

10　10 □ 6 □ 1 = 5

11　11 □ 4 □ 3 = 4

12　6 □ 5 □ 7 = 18

13　15 □ 9 □ 3 = 3

14　8 □ 4 □ 5 = 9

15　3 □ 1 □ 12 = 16

16　7 □ 1 □ 8 = 14

17　4 □ 5 □ 2 = 7

18　1 □ 6 □ 2 = 9

19　5 □ 13 □ 3 = 15

20　20 □ 8 □ 4 = 8

次の計算をしましょう。

1　$8 \div 4 =$

2　$15 + 9 =$

3　$13 - 4 - 3 =$

4　$2 \times 8 =$

5　$6 + 9 + 2 =$

6　$16 \div 2 =$

7　$10 - 3 + 5 =$

8　$11 \times 2 =$

9　$23 - 8 =$

10　$7 - 2 + 18 =$

11　$5 + 12 + 2 =$

12　$44 \div 2 =$

13　$13 - 9 + 6 =$

14　$3 \times 1 =$

15　$16 + 6 =$

16　$20 \div 5 =$

17　$13 + 1 + 7 =$

18　$22 + 9 =$

19　$17 - 3 - 8 =$

20　$4 \times 2 =$

96日の答え ▶
1 2, 1　2 8, 6　3 7, 3　4 7, 6
5 9, 3　6 1, 1　7 6, 3　8 7, 8
※上段、下段の順です。

時間の筆算です。□時間□分と答えましょう。

① 　　10 時間 10 分

　＋　13 時間 45 分

　　　□時間□分

② 　　15 時間 54 分

　－　 9 時間 38 分

　　　□時間□分

③ 　　11 時間 50 分

　＋　12 時間 50 分

　　　□時間□分

④ 　　 6 時間 32 分

　＋　13 時間 58 分

　　　□時間□分

⑤ 　　20 時間 17 分

　－　 5 時間 37 分

　　　□時間□分

⑥ 　　 8 時間 21 分

　＋　12 時間 54 分

　　　□時間□分

⑦ 　　20 時間 11 分

　－　11 時間 26 分

　　　□時間□分

⑧ 　　18 時間 6 分

　＋　 4 時間 55 分

　　　□時間□分

97日
の答え ▶ ① +, － ② -, － ③ +, － ④ -, + ⑤ +, － ⑥ -, + ⑦ -, +
⑧ -, + ⑨ +, + ⑩ -, + ⑪ -, － ⑫ +, + ⑬ -, － ⑭ -, +
⑮ +, + ⑯ -, － ⑰ +, － ⑱ +, + ⑲ +, － ⑳ -, －

できるだけ早く足し算をしましょう。数字をメモして計算してもOKです。

1　$9 + 2 + 1 + 8 + 4 + 7 + 6 + 4 + 1 + 2 =$

2　$3 + 8 + 2 + 6 + 7 + 4 + 5 + 9 + 8 + 3 =$

3　$4 + 5 + 6 + 7 + 9 + 8 + 1 + 5 + 3 + 6 =$

4　$6 + 1 + 8 + 6 + 5 + 7 + 4 + 8 + 2 + 9 =$

5　$2 + 1 + 3 + 5 + 6 + 4 + 9 + 3 + 1 + 7 =$

6　$9 + 4 + 1 + 2 + 6 + 3 + 5 + 4 + 8 + 5 =$

7　$7 + 5 + 3 + 7 + 5 + 2 + 9 + 1 + 4 + 8 =$

8　$8 + 6 + 9 + 6 + 8 + 7 + 9 + 5 + 7 + 6 =$

9　$5 + 9 + 4 + 2 + 5 + 6 + 8 + 9 + 4 + 8 =$

10　$1 + 4 + 5 + 2 + 8 + 1 + 3 + 2 + 9 + 5 =$

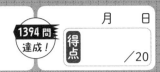
次の計算をしましょう。

① 3 + 5 − 2 = ☐　⑪ 18 − 2 − 4 = ☐

② 9 − 2 + 8 = ☐　⑫ 6 − 1 + 9 = ☐

③ 5 + 6 − 3 = ☐　⑬ 13 − 5 − 2 = ☐

④ 7 − 2 + 4 = ☐　⑭ 7 + 12 − 8 = ☐

⑤ 9 + 6 + 5 = ☐　⑮ 9 + 3 + 5 = ☐

⑥ 10 + 5 − 9 = ☐　⑯ 17 − 4 − 6 = ☐

⑦ 8 − 3 + 8 = ☐　⑰ 2 + 14 − 7 = ☐

⑧ 13 − 7 − 2 = ☐　⑱ 5 + 3 + 10 = ☐

⑨ 6 + 6 − 4 = ☐　⑲ 16 − 2 − 8 = ☐

⑩ 12 − 5 + 7 = ☐　⑳ 5 + 15 − 3 = ☐

99日
の答え ▶ ① 23, 55　② 6, 16　③ 24, 40　④ 20, 30
⑤ 14, 40　⑥ 21, 15　⑦ 8, 45　⑧ 23, 1

線でつながったマスどうしを足して、□に答えを書きましょう。

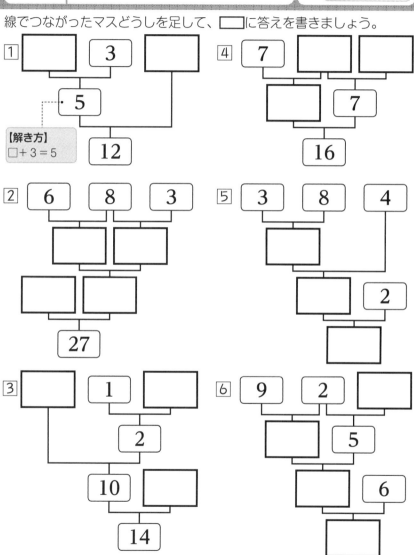

1
```
□   3   □
  □
  5
【解き方】
□＋3＝5
  12
```

2
```
6   8   3
□   □
□   □
  27
```

3
```
□   1   □
      2
10  □
  14
```

4
```
7   □   □
  □   7
    16
```

5
```
3   8   4
  □
  □   2
    □
```

6
```
9   2   □
  □   5
  □   6
    □
```

103日 全部でいくら

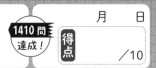

コインで足し算。合計額はいくらになるでしょう。

1　⑩ ⑤ ㊿ ⑤ ⑩⓪ ⑩⓪ ⑤ ①　☐ 円

2　⑩ ⑩ ⑤ ㊿ ① ① ⑤ ⑩　☐ 円

3　⑩⓪ ① ⑩ ㊿ ⑤⓪⓪ ⑩ ① ⑤　☐ 円

4　⑤⓪⓪ ⑩ ⑤⓪⓪ ⑩ ⑤⓪⓪ ⑩ ⑤ ㊿　☐ 円

5　⑤ ⑩ ① ⑤ ① ⑩ ⑤ ①　☐ 円

6　㊿ ⑩⓪ ⑩⓪ ⑤⓪⓪ ⑤⓪⓪ ⑩⓪ ⑩ ㊿　☐ 円

7　⑤ ⑩⓪ ⑤⓪⓪ ⑩ ① ⑩ ① ⑤⓪⓪　☐ 円

8　⑩⓪ ㊿ ① ㊿ ⑤ ⑤⓪⓪ ㊿ ①　☐ 円

9　⑩ ㊿ ⑩ ㊿ ⑤ ⑤ ① ⑤⓪⓪　☐ 円

10　⑤⓪⓪ ⑩ ⑩ ⑤⓪⓪ ⑩ ㊿ ⑩ ⑩　☐ 円

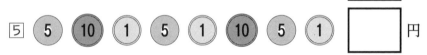

101日
の答え▶
1 6　2 15　3 8　4 9　5 20　6 6　7 13　8 4　9 8　10 14
11 12　12 14　13 6　14 11　15 17　16 7　17 9　18 18　19 6　20 17

106

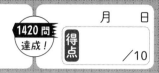
できるだけ早く足し算をしましょう。数字をメモして計算してもOKです。

1　2 + 8 + 4 + 3 + 6 + 5 + 9 + 4 + 2 + 5 =

2　4 + 6 + 3 + 8 + 5 + 1 + 2 + 1 + 3 + 7 =

3　8 + 9 + 7 + 1 + 2 + 4 + 6 + 3 + 2 + 4 =

4　5 + 7 + 6 + 4 + 7 + 2 + 3 + 4 + 5 + 8 =

5　9 + 3 + 2 + 5 + 6 + 7 + 1 + 5 + 9 + 3 =

6　7 + 5 + 8 + 7 + 2 + 3 + 5 + 4 + 8 + 6 =

7　6 + 7 + 4 + 5 + 2 + 4 + 3 + 7 + 2 + 5 =

8　2 + 4 + 5 + 3 + 7 + 4 + 8 + 2 + 9 + 3 =

9　8 + 6 + 7 + 2 + 6 + 3 + 7 + 3 + 8 + 9 =

10　3 + 6 + 5 + 6 + 3 + 2 + 9 + 8 + 4 + 6 =

102日
の答え▶　1 2, 7　2 14, 11, 2, 25　3 8, 1, 4　4 2, 5, 9
5 11, 15, 17　6 3, 11, 16, 22
※上段から下段、左から右の順です。

107

□にあてはまる数を書きましょう。

1
```
    □ 5
+   2 □
─────────
    4 3
```

2
```
    □ 4
-   3 □
─────────
    5 7
```

3
```
    □ 2
+   3 6
─────────
  1 2 □
```

4
```
    □ 9
+   5 □
─────────
  1 2 0
```

5
```
    4 □
+   □ 2
─────────
    6 5
```

6
```
    1 9
+   □ 7
─────────
    9 □
```

7
```
    4 2
+   3 □
─────────
    □ 2
```

8
```
    □ 6
-   5 □
─────────
    3 7
```

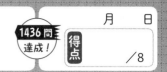
次の計算をしましょう。

①
```
  9 3
－ 1 9
─────
```

⑤
```
  5 4
－ 2 3
─────
```

②
```
  4 2
＋ 9 3
─────
```

⑥
```
  6 3
＋ 4 4
─────
```

③
```
  1 7
＋ 6 5
─────
```

⑦
```
  7 2
－ 2 6
─────
```

④
```
  2 6
＋ 8 3
─────
```

⑧
```
  9 7
＋ 3 9
─────
```

104日の答え ▶ ① 48 ② 40 ③ 46 ④ 51 ⑤ 50 ⑥ 55 ⑦ 45 ⑧ 47 ⑨ 59 ⑩ 52

月　日

得点　／8

時間の筆算です。□時間□分と答えましょう。

1　　9 時間 25 分

　+　6 時間 30 分

　　　□ 時間 □ 分

2　　11 時間 34 分

　+　7 時間 11 分

　　　□ 時間 □ 分

3　　12 時間 30 分

　−　3 時間 12 分

　　　□ 時間 □ 分

4　　13 時間 35 分

　+　4 時間 45 分

　　　□ 時間 □ 分

5　　16 時間 30 分

　+　12 時間 52 分

　　　□ 時間 □ 分

6　　15 時間 25 分

　−　5 時間 34 分

　　　□ 時間 □ 分

7　　7 時間 37 分

　+　14 時間 42 分

　　　□ 時間 □ 分

8　　16 時間 53 分

　−　3 時間 38 分

　　　□ 時間 □ 分

105日
の答え▶
1 1, 8　2 9, 7　3 9, 8　4 6, 1
5 3, 2　6 7, 6　7 0, 7　8 9, 9
※上段、下段の順です。

110

□にあてはまる数を書きましょう。

1　$9 \times \boxed{} = 72$

11　$\boxed{} - 5 = 16$

2　$\boxed{} \div 3 = 2$

12　$\boxed{} \div 7 = 1$

3　$12 - \boxed{} = 7$

13　$16 - \boxed{} = 8$

4　$\boxed{} + 5 = 16$

14　$6 \times \boxed{} = 18$

5　$\boxed{} \div 2 = 9$

15　$\boxed{} \div 5 = 9$

6　$5 \times \boxed{} = 20$

16　$\boxed{} + 2 = 12$

7　$\boxed{} + 9 = 15$

17　$21 - \boxed{} = 6$

8　$21 - \boxed{} = 7$

18　$\boxed{} \div 8 = 2$

9　$6 + \boxed{} = 14$

19　$13 + \boxed{} = 24$

10　$\boxed{} \times 7 = 21$

20　$9 \times \boxed{} = 63$

106日の答え ▶ 1 74　2 135　3 82　4 109　5 31　6 107　7 46　8 136

月　日

□には、＋か−が入ります。あてはまる符号を書き式を完成させましょう。

1　5 □ 3 □ 4 ＝ 12

2　8 □ 2 □ 1 ＝ 7

3　4 □ 10 □ 5 ＝ 9

4　3 □ 7 □ 1 ＝ 11

5　12 □ 4 □ 6 ＝ 2

6　7 □ 2 □ 5 ＝ 10

7　3 □ 8 □ 3 ＝ 8

8　9 □ 5 □ 8 ＝ 12

9　6 □ 5 □ 7 ＝ 4

10　13 □ 4 □ 2 ＝ 11

11　16 □ 4 □ 6 ＝ 6

12　5 □ 2 □ 7 ＝ 10

13　8 □ 7 □ 2 ＝ 13

14　6 □ 2 □ 4 ＝ 8

15　5 □ 9 □ 9 ＝ 5

16　2 □ 4 □ 8 ＝ 14

17　3 □ 7 □ 8 ＝ 2

18　13 □ 6 □ 3 ＝ 10

19　19 □ 2 □ 8 ＝ 9

20　1 □ 5 □ 9 ＝ 15

107日▶　1 15, 55　2 18, 45　3 9, 18　4 18, 20
の答え　　5 29, 22　6 9, 51　7 22, 19　8 13, 15

110日 3つの数の計算

得点 /20

月 日

次の計算をしましょう。

1. $5 - 3 + 9 =$

2. $16 - 7 - 6 =$

3. $3 + 4 + 9 =$

4. $12 - 3 + 4 =$

5. $5 + 12 - 8 =$

6. $13 - 4 + 5 =$

7. $6 + 13 - 9 =$

8. $2 + 5 + 11 =$

9. $7 - 3 + 8 =$

10. $4 + 7 + 6 =$

11. $17 + 5 - 4 =$

12. $6 - 4 + 12 =$

13. $20 - 3 - 4 =$

14. $7 + 14 - 5 =$

15. $3 + 8 + 13 =$

16. $5 - 2 + 14 =$

17. $6 + 9 - 7 =$

18. $8 + 12 - 5 =$

19. $19 - 8 - 2 =$

20. $6 + 7 - 1 =$

108日の答え 1 8 2 6 3 5 4 11 5 18 6 4 7 6 8 14 9 8 10 3 11 21 12 7 13 8 14 3 15 45 16 10 17 15 18 16 19 11 20 7

113

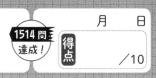

できるだけ早く足し算をしましょう。数字をメモして計算してもOKです。

1　$4 + 3 + 8 + 2 + 3 + 7 + 9 + 3 + 1 + 5 =$

2　$5 + 7 + 3 + 5 + 1 + 2 + 8 + 7 + 4 + 6 =$

3　$3 + 1 + 5 + 4 + 2 + 9 + 6 + 3 + 1 + 8 =$

4　$2 + 4 + 6 + 8 + 6 + 5 + 3 + 1 + 7 + 9 =$

5　$8 + 3 + 4 + 1 + 2 + 3 + 5 + 7 + 6 + 2 =$

6　$7 + 9 + 2 + 8 + 5 + 9 + 6 + 9 + 8 + 4 =$

7　$1 + 3 + 5 + 9 + 7 + 2 + 8 + 4 + 3 + 5 =$

8　$5 + 7 + 3 + 2 + 4 + 7 + 6 + 5 + 8 + 3 =$

9　$9 + 6 + 5 + 1 + 6 + 7 + 3 + 1 + 2 + 4 =$

10　$8 + 3 + 1 + 4 + 5 + 9 + 4 + 3 + 7 + 8 =$

109日 の答え▶
1 +, + 2 -, + 3 +, - 4 +, + 5 -, - 6 -, + 7 +, -
8 -, + 9 +, - 10 -, + 11 -, - 12 -, - 13 +, - 14 -, +
15 +, - 16 +, + 17 +, - 18 +, + 19 -, - 20 +, +

114

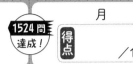
コインで足し算。合計額はいくらになるでしょう。

1　(100) (500) (10) (50) (1) (100) (50) (10)　□ 円

2　(500) (10) (1) (1) (10) (5) (1) (100)　□ 円

3　(10) (100) (1) (50) (10) (1) (50) (50)　□ 円

4　(100) (50) (5) (10) (10) (100) (500) (5)　□ 円

5　(50) (10) (1) (10) (1) (1) (10) (10)　□ 円

6　(100) (10) (10) (500) (10) (10) (100) (50)　□ 円

7　(500) (1) (500) (10) (500) (5) (5) (500)　□ 円

8　(10) (10) (1) (10) (5) (1) (5) (5)　□ 円

9　(50) (500) (10) (5) (1) (5) (5) (1)　□ 円

10　(100) (50) (10) (50) (100) (10) (5) (10)　□ 円

次の計算をしましょう。

1　$7 - 3 + 4 =$

2　$12 \div 4 =$

3　$5 + 2 + 7 =$

4　$8 + 13 =$

5　$6 - 2 + 9 =$

6　$7 \times 5 =$

7　$9 - 6 + 8 =$

8　$15 - 9 =$

9　$17 - 2 - 7 =$

10　$16 \div 8 =$

11　$9 + 6 + 1 =$

12　$12 - 9 =$

13　$12 - 3 + 1 =$

14　$18 \div 6 =$

15　$5 + 9 - 2 =$

16　$5 \times 2 =$

17　$13 - 6 + 1 =$

18　$14 - 8 =$

19　$6 + 7 - 4 =$

20　$5 \times 1 =$

111日
の答え▶ 1 45　2 48　3 42　4 51　5 41　6 67　7 47　8 50　9 44　10 52

時間の筆算です。□時間□分と答えましょう。

1
```
   12 時間 26 分
 −  9 時間 31 分
```
☐ 時間 ☐ 分

5
```
   13 時間  6 分
 +  7 時間 58 分
```
☐ 時間 ☐ 分

2
```
    5 時間 41 分
 + 12 時間 29 分
```
☐ 時間 ☐ 分

6
```
   12 時間 13 分
 −  4 時間 48 分
```
☐ 時間 ☐ 分

3
```
   18 時間 35 分
 +  7 時間 39 分
```
☐ 時間 ☐ 分

7
```
    2 時間 52 分
 + 11 時間 43 分
```
☐ 時間 ☐ 分

4
```
   20 時間 50 分
 − 15 時間 15 分
```
☐ 時間 ☐ 分

8
```
   18 時間 22 分
 +  5 時間 55 分
```
☐ 時間 ☐ 分

112日▶
の答え　1 821　2 628　3 272　4 780　5 93
6 790　7 2021　8 47　9 577　10 335

1572問 達成！

 得点

月　日

／20

□には、＋か－が入ります。あてはまる符号を書き式を完成させましょう。

1　5 □ 1 □ 5 = 9

2　13 □ 6 □ 8 = 15

3　15 □ 4 □ 5 = 6

4　9 □ 3 □ 2 = 10

5　3 □ 5 □ 4 = 12

6　6 □ 2 □ 4 = 8

7　11 □ 3 □ 3 = 5

8　8 □ 1 □ 6 = 13

9　4 □ 12 □ 8 = 8

10　14 □ 5 □ 3 = 12

11　7 □ 5 □ 3 = 9

12　6 □ 8 □ 2 = 16

13　3 □ 10 □ 4 = 17

14　16 □ 2 □ 8 = 6

15　5 □ 1 □ 6 = 10

16　1 □ 4 □ 3 = 8

17　9 □ 3 □ 5 = 7

18　13 □ 8 □ 4 = 9

19　8 □ 2 □ 6 = 12

20　4 □ 13 □ 3 = 14

113日▶ 1 8 2 3 3 14 4 21 5 13 6 35 7 11 8 6 9 8 10 2
の答え▶ 11 16 12 3 13 10 14 3 15 12 16 10 17 8 18 6 19 9 20 5

□にあてはまる数を書きましょう。

1 □ − 4 = 4

2 3 ÷ □ = 3

3 14 + □ = 19

4 □ × 5 = 10

5 81 ÷ □ = 9

6 17 − □ = 7

7 □ + 8 = 16

8 □ × 3 = 9

9 21 ÷ □ = 7

10 10 − □ = 4

11 □ + 13 = 14

12 9 × □ = 54

13 20 ÷ □ = 4

14 □ + 7 = 19

15 6 × □ = 36

16 □ − 10 = 5

17 56 ÷ □ = 7

18 □ − 9 = 2

19 □ + 16 = 20

20 3 × □ = 21

114日の答え▶ 1 2, 55　2 18, 10　3 26, 14　4 5, 35
5 21, 4　6 7, 25　7 14, 35　8 24, 17

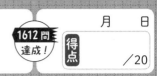
次の計算をしましょう。

1　7 + 9 − 2 =

11　5 + 12 − 8 =

2　10 − 3 + 6 =

12　14 − 7 + 5 =

3　12 − 4 − 1 =

13　3 + 8 + 2 =

4　16 − 5 + 3 =

14　21 − 7 − 3 =

5　9 + 2 − 8 =

15　19 − 4 + 5 =

6　8 − 1 + 9 =

16　6 + 8 − 5 =

7　5 + 8 − 3 =

17　17 − 4 − 7 =

8　4 + 2 + 6 =

18　5 + 11 − 9 =

9　6 + 5 − 3 =

19　2 + 9 + 8 =

10　13 − 4 + 2 =

20　16 − 9 − 2 =

115日
の答え▶
1 −, + 　2 −, + 　3 −, − 　4 +, − 　5 +, + 　6 −, + 　7 −, −
8 −, + 　9 +, − 　10 −, + 　11 +, − 　12 +, + 　13 +, + 　14 −, −
15 −, + 　16 +, + 　17 +, − 　18 −, + 　19 −, + 　20 +, −

計算をして、答えを数字で書きましょう。文字を数字で書いて計算してもOKです。

1　さんじゅういち ＋  － ニジュウヨン ＝ □

2　四十三 － じゅうろく －  ＝ □

3　 ＋ 二十五 － ジュウナナ ＝ □

4　さんじゅうよん －  ＋ 十九 ＝ □

5　ニジュウロク －  － じゅうさん ＝ □

6　十八 ＋ サンジュウナナ ＋  ＝ □

7　 ＋ よんじゅうに － 三十一 ＝ □

8　二十七 ＋ サンジュウゴ － じゅうろく ＝ □

9　ニジュウハチ ＋  － 十八 ＝ □

10　さんじゅうに － 二十九 ＋ ジュウイチ ＝ □

116日の答え▶ ①8 ②1 ③5 ④2 ⑤9 ⑥10 ⑦8 ⑧3 ⑨3 ⑩6
⑪1 ⑫6 ⑬5 ⑭12 ⑮6 ⑯15 ⑰8 ⑱11 ⑲4 ⑳7

121

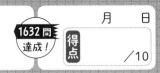
できるだけ早く足し算をしましょう。数字をメモして計算してもOKです。

1 $5 + 8 + 3 + 1 + 2 + 5 + 9 + 4 + 3 + 7 =$

2 $8 + 2 + 8 + 6 + 4 + 7 + 1 + 8 + 9 + 4 =$

3 $6 + 3 + 9 + 2 + 1 + 5 + 6 + 7 + 3 + 1 =$

4 $3 + 2 + 5 + 7 + 2 + 9 + 1 + 3 + 4 + 8 =$

5 $7 + 8 + 7 + 3 + 8 + 2 + 9 + 6 + 7 + 5 =$

6 $4 + 5 + 9 + 6 + 9 + 7 + 8 + 5 + 3 + 8 =$

7 $2 + 7 + 6 + 3 + 8 + 4 + 3 + 5 + 2 + 9 =$

8 $9 + 3 + 2 + 7 + 1 + 4 + 5 + 8 + 4 + 6 =$

9 $1 + 7 + 8 + 2 + 9 + 6 + 3 + 4 + 7 + 3 =$

10 $6 + 8 + 4 + 5 + 2 + 8 + 4 + 9 + 2 + 7 =$

117日
の答え ▶ 1 14　2 13　3 7　4 14　5 3　6 16　7 10　8 12　9 8　10 11
11 9　12 12　13 13　14 11　15 20　16 9　17 6　18 7　19 19　20 5

122

コインで足し算。合計額はいくらになるでしょう。

1 (500) (50) (1) (50) (1) (50) (100) (10) ☐ 円

2 (10) (10) (100) (10) (5) (5) (10) (1) ☐ 円

3 (100) (5) (100) (5) (50) (10) (100) (50) ☐ 円

4 (5) (1) (50) (1) (10) (1) (5) (5) ☐ 円

5 (50) (10) (5) (50) (10) (5) (10) (100) ☐ 円

6 (10) (5) (5) (1) (10) (1) (1) (1) ☐ 円

7 (100) (50) (5) (5) (100) (100) (1) (500) ☐ 円

8 (10) (1) (1) (5) (5) (1) (50) (10) ☐ 円

9 (500) (50) (500) (10) (500) (100) (100) (50) ☐ 円

10 (10) (500) (10) (5) (10) (50) (1) (500) ☐ 円

118日の答え ▶ 1 9 2 24 3 11 4 49 5 8 6 57 7 17 8 46 9 12 10 14

123

□には、＋か－が入ります。あてはまる符号を書き式を完成させましょう。

1　5 □ 2 □ 7 ＝14

2　7 □ 3 □ 5 ＝ 9

3　8 □ 6 □ 1 ＝13

4　1 □ 5 □ 2 ＝ 4

5　12 □ 4 □ 3 ＝11

6　15 □ 3 □ 7 ＝ 5

7　4 □ 7 □ 6 ＝17

8　6 □ 2 □ 3 ＝ 7

9　2 □ 13 □ 4 ＝11

10　3 □ 4 □ 7 ＝14

11　8 □ 2 □ 3 ＝ 7

12　9 □ 6 □ 2 ＝ 5

13　3 □ 8 □ 5 ＝16

14　13 □ 2 □ 2 ＝ 9

15　4 □ 2 □ 3 ＝ 3

16　11 □ 5 □ 2 ＝ 8

17　5 □ 9 □ 8 ＝ 6

18　16 □ 2 □ 3 ＝11

19　7 □ 1 □ 5 ＝13

20　8 □ 3 □ 4 ＝ 9

119日の答え▶ 1 47　2 57　3 43　4 44　5 62　6 64　7 49　8 49　9 50　10 55

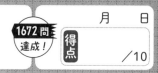
できるだけ早く足し算をしましょう。数字をメモして計算してもOKです。

1　$1 + 7 + 5 + 4 + 8 + 6 + 5 + 9 + 1 + 3 =$

2　$5 + 4 + 7 + 5 + 3 + 1 + 8 + 4 + 9 + 6 =$

3　$8 + 3 + 9 + 7 + 6 + 4 + 8 + 7 + 9 + 5 =$

4　$2 + 4 + 6 + 3 + 5 + 4 + 1 + 7 + 3 + 4 =$

5　$3 + 6 + 5 + 8 + 3 + 2 + 9 + 4 + 5 + 1 =$

6　$2 + 9 + 6 + 3 + 4 + 5 + 8 + 2 + 7 + 8 =$

7　$6 + 5 + 4 + 2 + 8 + 3 + 6 + 7 + 8 + 9 =$

8　$3 + 7 + 2 + 5 + 9 + 2 + 4 + 8 + 3 + 7 =$

9　$9 + 2 + 1 + 5 + 3 + 7 + 6 + 5 + 2 + 4 =$

10　$5 + 9 + 6 + 8 + 2 + 3 + 7 + 4 + 9 + 8 =$

120日
の答え ▶ 1 762　2 151　3 420　4 78　5 240
6 34　7 861　8 83　9 1810　10 1086

次の計算をしましょう。

1　$5 + 4 - 2 = $ ☐

11　$7 \times 3 = $ ☐

2　$9 \times 4 = $ ☐

12　$11 - 8 + 7 = $ ☐

3　$10 - 3 - 2 = $ ☐

13　$18 - 9 = $ ☐

4　$8 + 5 = $ ☐

14　$24 \div 2 = $ ☐

5　$20 \div 4 = $ ☐

15　$6 + 7 - 4 = $ ☐

6　$12 - 9 + 3 = $ ☐

16　$8 \times 1 = $ ☐

7　$16 - 7 = $ ☐

17　$30 \div 6 = $ ☐

8　$11 \times 4 = $ ☐

18　$13 + 7 = $ ☐

9　$13 - 8 + 2 = $ ☐

19　$14 - 2 - 8 = $ ☐

10　$12 \div 3 = $ ☐

20　$9 \times 9 = $ ☐

121日の答え▶ 1 +, + 2 -, + 3 +, - 4 +, - 5 -, + 6 -, - 7 +, + 8 -, + 9 +, - 10 +, + 11 +, - 12 -, + 13 +, + 14 -, - 15 +, - 16 +, + 17 +, - 18 -, - 19 +, + 20 -, +

次の計算をしましょう。

1
```
    3  1
+   4  4
───────
```

5
```
    4  8
+   9  2
───────
```

2
```
    1  6
+   7  4
───────
```

6
```
    5  7
−   2  3
───────
```

3
```
    2  9
−   1  5
───────
```

7
```
    6  6
+   8  6
───────
```

4
```
    7  2
−   1  9
───────
```

8
```
    3  2
−   2  7
───────
```

122日の答え ▶ 1 49 2 52 3 66 4 39 5 46 6 54 7 58 8 50 9 44 10 61

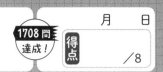

時間の筆算です。□時間□分と答えましょう。

1
```
   13 時間 10 分
 −  7 時間 45 分
 ────────────
   □ 時間 □ 分
```

5
```
    6 時間 24 分
 + 19 時間 17 分
 ────────────
   □ 時間 □ 分
```

2
```
   12 時間 13 分
 +  6 時間 22 分
 ────────────
   □ 時間 □ 分
```

6
```
   25 時間 38 分
 −  5 時間 54 分
 ────────────
   □ 時間 □ 分
```

3
```
   15 時間 35 分
 + 18 時間 25 分
 ────────────
   □ 時間 □ 分
```

7
```
   11 時間 32 分
 + 18 時間 43 分
 ────────────
   □ 時間 □ 分
```

4
```
   21 時間 55 分
 − 11 時間 50 分
 ────────────
   □ 時間 □ 分
```

8
```
   17 時間 19 分
 + 16 時間 39 分
 ────────────
   □ 時間 □ 分
```

□にあてはまる数を書きましょう。

1　　　5　2
　＋　□　9
　─────
　　1　1　□

5　　　□　3
　＋　5　□
　─────
　　7　8

2　　　□　4
　－　　2　□
　─────
　　6　5

6　　　2　□
　＋　□　4
　─────
　1　0　6

3　　　3　□
　＋　□　7
　─────
　　6　8

7　　　□　1
　－　3　□
　─────
　　2　5

4　　　□　4
　＋　1　□
　─────
　　6　2

8　　　3　□
　＋　7　6
　─────
　1　□　1

月　日

得点 ／20

次の計算をしましょう。

1 $13 - 4 - 6 =$ □　　11 $12 - 4 + 7 =$ □

2 $8 - 5 + 9 =$ □　　12 $5 + 6 + 5 =$ □

3 $3 + 6 + 2 =$ □　　13 $15 - 7 - 5 =$ □

4 $19 - 2 - 3 =$ □　　14 $3 + 8 - 4 =$ □

5 $6 + 7 - 1 =$ □　　15 $13 - 9 + 6 =$ □

6 $5 - 2 + 8 =$ □　　16 $6 + 5 - 2 =$ □

7 $7 + 9 - 3 =$ □　　17 $4 + 9 + 6 =$ □

8 $9 + 6 + 4 =$ □　　18 $11 - 7 - 3 =$ □

9 $15 - 2 - 4 =$ □　　19 $16 - 5 + 4 =$ □

10 $4 + 7 + 6 =$ □　　20 $9 + 4 - 8 =$ □

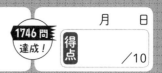
コインで足し算。合計額はいくらになるでしょう。

1 (100) (50) (500) (5) (100) (500) (100) (5) 　　　　円

2 (5) (100) (50) (100) (50) (1) (5) (1) 　　　　円

3 (10) (1) (10) (1) (50) (1) (5) (5) 　　　　円

4 (50) (10) (50) (100) (50) (1) (10) (10) 　　　　円

5 (500) (50) (1) (500) (10) (500) (5) (100) 　　　　円

6 (10) (500) (50) (50) (500) (5) (10) (500) 　　　　円

7 (100) (5) (1) (50) (5) (10) (1) (10) 　　　　円

8 (50) (10) (1) (10) (1) (5) (5) (5) 　　　　円

9 (10) (50) (500) (5) (100) (500) (100) (500) 　　　　円

10 (1) (500) (1) (500) (10) (1) (500) (50) 　　　　円

126日
の答え ▶ 1 5, 1　2 9, 9　3 1, 3　4 4, 8
　　　　5 2, 5　6 2, 8　7 6, 6　8 5, 1
※上段、下段の順です。

131

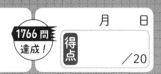

□には、＋か－が入ります。あてはまる符号を書き式を完成させましょう。

1　3 □ 9 □ 2 = 10

2　7 □ 2 □ 3 = 8

3　10 □ 3 □ 4 = 3

4　2 □ 8 □ 3 = 7

5　1 □ 5 □ 6 = 12

6　5 □ 2 □ 3 = 6

7　12 □ 3 □ 5 = 4

8　9 □ 8 □ 4 = 5

9　6 □ 8 □ 1 = 13

10　7 □ 4 □ 8 = 11

11　3 □ 6 □ 7 = 16

12　9 □ 5 □ 2 = 6

13　4 □ 8 □ 5 = 7

14　11 □ 2 □ 6 = 15

15　15 □ 3 □ 7 = 5

16　8 □ 4 □ 7 = 11

17　3 □ 9 □ 4 = 8

18　6 □ 4 □ 3 = 5

19　5 □ 9 □ 2 = 12

20　4 □ 7 □ 5 = 16

127日
の答え▶　1 3　2 12　3 11　4 14　5 12　6 11　7 13　8 19　9 9　10 17
11 15　12 16　13 3　14 7　15 10　16 9　17 19　18 1　19 15　20 5

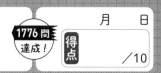
できるだけ早く足し算をしましょう。数字をメモして計算してもOKです。

1 $7 + 2 + 9 + 6 + 3 + 5 + 8 + 5 + 2 + 4 =$

2 $2 + 3 + 7 + 5 + 2 + 6 + 1 + 4 + 8 + 9 =$

3 $9 + 4 + 2 + 7 + 1 + 5 + 8 + 9 + 7 + 3 =$

4 $6 + 9 + 7 + 3 + 8 + 4 + 9 + 2 + 3 + 5 =$

5 $5 + 8 + 3 + 2 + 4 + 3 + 1 + 4 + 7 + 2 =$

6 $3 + 9 + 2 + 7 + 5 + 8 + 4 + 2 + 4 + 8 =$

7 $8 + 6 + 4 + 3 + 7 + 3 + 5 + 3 + 2 + 9 =$

8 $7 + 1 + 2 + 8 + 9 + 5 + 4 + 6 + 8 + 7 =$

9 $3 + 4 + 8 + 5 + 7 + 3 + 6 + 2 + 1 + 5 =$

10 $1 + 9 + 3 + 4 + 2 + 8 + 5 + 1 + 4 + 6 =$

128日の答え▶ 1 1360 2 312 3 83 4 281 5 1666
6 1625 7 182 8 87 9 1765 10 1563

□にあてはまる数を書きましょう。

1　$5 \times \boxed{} = 25$

2　$\boxed{} + 6 = 13$

3　$12 \div \boxed{} = 2$

4　$\boxed{} - 8 = 16$

5　$4 \times \boxed{} = 4$

6　$40 \div \boxed{} = 5$

7　$20 - \boxed{} = 3$

8　$\boxed{} + 6 = 21$

9　$\boxed{} \times 2 = 8$

10　$9 + \boxed{} = 15$

11　$24 - \boxed{} = 15$

12　$\boxed{} \times 2 = 14$

13　$24 \div \boxed{} = 3$

14　$\boxed{} + 15 = 20$

15　$9 \times \boxed{} = 27$

16　$\boxed{} \div 5 = 3$

17　$\boxed{} - 13 = 8$

18　$2 \times \boxed{} = 12$

19　$14 + \boxed{} = 18$

20　$\boxed{} \div 4 = 8$

129日 の答え ▶ 1 ＋，－　2 －，＋　3 －，－　4 ＋，－　5 ＋，＋　6 －，＋　7 －，－
8 －，＋　9 ＋，－　10 －，＋　11 ＋，＋　12 －，＋　13 ＋，－　14 －，＋
15 －，－　16 －，＋　17 ＋，－　18 －，＋　19 ＋，－　20 ＋，＋

134

次の計算をしましょう。

1　$4 \div 4 =$ ⬜

2　$16 - 3 =$ ⬜

3　$5 - 2 + 8 =$ ⬜

4　$7 \times 2 =$ ⬜

5　$35 \div 7 =$ ⬜

6　$3 + 12 - 9 =$ ⬜

7　$6 - 4 - 1 =$ ⬜

8　$7 + 15 =$ ⬜

9　$8 + 4 + 2 =$ ⬜

10　$4 \times 7 =$ ⬜

11　$18 - 9 =$ ⬜

12　$2 + 15 - 4 =$ ⬜

13　$36 \div 3 =$ ⬜

14　$9 + 7 - 13 =$ ⬜

15　$3 \times 2 =$ ⬜

16　$16 - 9 =$ ⬜

17　$12 + 7 =$ ⬜

18　$4 + 12 - 8 =$ ⬜

19　$6 \times 4 =$ ⬜

20　$12 \div 2 =$ ⬜

133日 時間の筆算

1824問達成！

得点 ／8

月 日

時間の筆算です。□時間□分と答えましょう。

1
```
   11 時間 25 分
+   8 時間 17 分
─────────────────
   □時間 □分
```

5
```
   22 時間 18 分
−  16 時間 27 分
─────────────────
   □時間 □分
```

2
```
   19 時間 31 分
+   9 時間 49 分
─────────────────
   □時間 □分
```

6
```
   17 時間 38 分
+   8 時間 35 分
─────────────────
   □時間 □分
```

3
```
   17 時間 30 分
−   5 時間 20 分
─────────────────
   □時間 □分
```

7
```
   11 時間 53 分
+  25 時間 37 分
─────────────────
   □時間 □分
```

4
```
   12 時間 18 分
+  13 時間 49 分
─────────────────
   □時間 □分
```

8
```
   21 時間 24 分
−   9 時間 45 分
─────────────────
   □時間 □分
```

131日
の答え▶ ①5 ②7 ③6 ④24 ⑤1 ⑥8 ⑦17 ⑧15 ⑨4 ⑩6
⑪9 ⑫7 ⑬8 ⑭5 ⑮3 ⑯15 ⑰21 ⑱6 ⑲4 ⑳32

□には、＋か－が入ります。あてはまる符号を書き式を完成させましょう。

1　3 □ 2 □ 5 ＝10　　11　8 □ 5 □ 1 ＝12

2　12 □ 4 □ 3 ＝ 5　　12　15 □ 8 □ 2 ＝ 9

3　6 □ 2 □ 5 ＝ 9　　13　3 □ 6 □ 5 ＝ 4

4　8 □ 5 □ 1 ＝12　　14　2 □ 5 □ 9 ＝16

5　11 □ 7 □ 3 ＝ 7　　15　16 □ 4 □ 7 ＝ 5

6　9 □ 8 □ 2 ＝15　　16　9 □ 7 □ 5 ＝ 7

7　5 □ 2 □ 5 ＝ 8　　17　8 □ 3 □ 2 ＝ 3

8　4 □ 3 □ 4 ＝11　　18　14 □ 7 □ 4 ＝11

9　13 □ 5 □ 5 ＝ 3　　19　5 □ 12 □ 9 ＝ 8

10　7 □ 4 □ 2 ＝ 5　　20　4 □ 1 □ 11 ＝14

132日の答え▶ 1 1　2 13　3 11　4 14　5 5　6 6　7 1　8 22　9 14　10 28
11 9　12 13　13 12　14 3　15 6　16 7　17 19　18 8　19 24　20 6

137

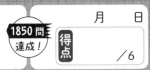

線でつながったマスどうしを足して、□に答えを書きましょう。

1　| 9 | 3 | □ |

□　| 7 |

【解き方】
9＋3の答え

□

2　| 4 | 6 | 3 |

□

| 7 | □ |

□

3　| 5 | 8 | 2 |

□　□

□　| 3 |

□

4　| 8 | □ | 6 |

| 9 |

□

5　| 2 | □ | 6 |

□

| 9 | 5 |

□

6　| 1 | 7 | □ |

□

□　| 4 |

| 21 |

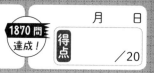
次の計算をしましょう。

1　5 + 7 − 8 = ☐

11　6 + 10 + 4 = ☐

2　17 − 4 − 4 = ☐

12　8 − 2 + 5 = ☐

3　6 − 1 + 7 = ☐

13　21 − 6 − 8 = ☐

4　4 + 9 − 3 = ☐

14　5 + 9 + 5 = ☐

5　3 + 2 + 8 = ☐

15　7 − 4 + 9 = ☐

6　15 − 3 + 6 = ☐

16　2 + 13 − 2 = ☐

7　7 + 7 − 3 = ☐

17　4 − 1 + 7 = ☐

8　1 + 13 − 2 = ☐

18　16 − 2 − 8 = ☐

9　9 − 4 + 11 = ☐

19　9 + 9 + 1 = ☐

10　16 − 5 − 8 = ☐

20　3 + 15 − 4 = ☐

134日
の答え▶
1 +, + 2 −, − 3 −, + 4 +, − 5 −, + 6 +, − 7 −, +
8 +, + 9 −, − 10 −, + 11 +, − 12 −, + 13 +, − 14 +, +
15 −, − 16 −, + 17 −, − 18 −, + 19 +, − 20 −, +

139

コインで足し算。合計額はいくらになるでしょう。

1. (10) (5) (1) (1) (50) (10) (10) (1) 　□ 円

2. (100) (50) (50) (1) (100) (50) (1) (50) 　□ 円

3. (500) (10) (500) (10) (5) (1) (5) (10) 　□ 円

4. (1) (100) (50) (50) (1) (100) (50) (1) 　□ 円

5. (100) (50) (1) (10) (1) (100) (5) (500) 　□ 円

6. (50) (5) (100) (50) (50) (10) (10) (1) 　□ 円

7. (500) (10) (500) (500) (5) (100) (1) (500) 　□ 円

8. (5) (50) (5) (1) (5) (1) (5) (1) 　□ 円

9. (10) (500) (100) (5) (50) (10) (100) (10) 　□ 円

10. (100) (1) (100) (50) (50) (1) (100) (50) 　□ 円

135日
の答え ▶ 1 4, 12, 19　2 10, 13, 20　3 13, 10, 23, 26　4 3, 17
5 1, 7, 14　6 9, 8, 17
※上段から下段、左から右の順です。

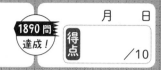
できるだけ早く足し算をしましょう。数字をメモして計算してもOKです。

1　$4 + 2 + 8 + 5 + 9 + 6 + 3 + 8 + 4 + 7 =$

2　$7 + 5 + 2 + 3 + 7 + 5 + 1 + 5 + 6 + 3 =$

3　$6 + 2 + 7 + 6 + 4 + 2 + 4 + 8 + 9 + 6 =$

4　$5 + 6 + 4 + 3 + 8 + 6 + 8 + 4 + 3 + 5 =$

5　$2 + 9 + 8 + 7 + 1 + 9 + 5 + 7 + 6 + 8 =$

6　$8 + 5 + 4 + 1 + 5 + 4 + 6 + 2 + 1 + 3 =$

7　$3 + 6 + 4 + 5 + 7 + 8 + 3 + 6 + 7 + 9 =$

8　$7 + 8 + 2 + 6 + 5 + 1 + 4 + 8 + 3 + 2 =$

9　$1 + 5 + 7 + 9 + 7 + 3 + 6 + 2 + 8 + 9 =$

10　$5 + 2 + 1 + 4 + 7 + 2 + 8 + 6 + 9 + 4 =$

136日
の答え▶ ①4 ②9 ③12 ④10 ⑤13 ⑥18 ⑦11 ⑧12 ⑨16 ⑩3
⑪20 ⑫11 ⑬7 ⑭19 ⑮12 ⑯13 ⑰10 ⑱6 ⑲19 ⑳14

次の計算をしましょう。

1
```
    3  1
 +  1  7
 ────────
```

5
```
    6  3
 −  2  9
 ────────
```

2
```
    5  4
 +  6  3
 ────────
```

6
```
    3  4
 +  7  5
 ────────
```

3
```
    4  8
 −  2  7
 ────────
```

7
```
    1  9
 +  2  7
 ────────
```

4
```
    3  5
 +  2  8
 ────────
```

8
```
    5  4
 −  1  6
 ────────
```

137日
の答え▶ 1 88　2 402　3 1041　4 353　5 767
6 276　7 2116　8 73　9 785　10 452

時間の筆算です。□時間□分と答えましょう。

1　　12 時間 32 分

　　＋ 15 時間 15 分

　　　　□ 時間 □ 分

5　　19 時間 35 分

　　－ 12 時間 27 分

　　　　□ 時間 □ 分

2　　18 時間 44 分

　　－ 2 時間 22 分

　　　　□ 時間 □ 分

6　　21 時間 18 分

　　＋ 3 時間 22 分

　　　　□ 時間 □ 分

3　　9 時間 37 分

　　＋ 16 時間 50 分

　　　　□ 時間 □ 分

7　　11 時間 8 分

　　＋ 12 時間 57 分

　　　　□ 時間 □ 分

4　　24 時間 46 分

　　－ 13 時間 34 分

　　　　□ 時間 □ 分

8　　19 時間 26 分

　　＋ 11 時間 58 分

　　　　□ 時間 □ 分

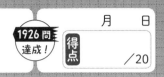

□には、＋か－が入ります。あてはまる符号を書き式を完成させましょう。

1　3 □ 1 □ 5 = 7

2　9 □ 2 □ 3 = 4

3　4 □ 6 □ 2 = 12

4　7 □ 2 □ 4 = 9

5　6 □ 5 □ 1 = 10

6　2 □ 4 □ 2 = 8

7　5 □ 1 □ 3 = 7

8　1 □ 3 □ 9 = 13

9　10 □ 2 □ 4 = 4

10　8 □ 5 □ 3 = 6

11　7 □ 4 □ 1 = 10

12　6 □ 1 □ 7 = 12

13　5 □ 9 □ 8 = 6

14　8 □ 3 □ 2 = 13

15　1 □ 7 □ 3 = 5

16　13 □ 4 □ 5 = 4

17　3 □ 9 □ 4 = 8

18　20 □ 6 □ 7 = 7

19　5 □ 12 □ 8 = 9

20　9 □ 2 □ 4 = 11

139日
の答え▶ 1 48　2 117　3 21　4 63　5 34　6 109　7 46　8 38

144

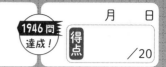
□にあてはまる数を書きましょう。

1　□ + 5 = 13

2　□ × 7 = 14

3　24 ÷ □ = 8

4　□ − 8 = 7

5　6 + □ = 23

6　□ × 5 = 35

7　5 ÷ □ = 5

8　□ − 11 = 8

9　13 + □ = 24

10　45 ÷ □ = 5

11　□ × 7 = 28

12　16 − □ = 4

13　3 + □ = 17

14　□ ÷ 4 = 9

15　6 × □ = 30

16　21 − □ = 5

17　□ + 13 = 19

18　□ ÷ 4 = 3

19　3 × □ = 18

20　□ − 15 = 7

140日
の答え▶
1 27, 47　2 16, 22　3 26, 27　4 11, 12
5 7, 8　6 24, 40　7 24, 5　8 31, 24

次の計算をしましょう。

1　$9 - 5 + 6 =$ 　　　11　$5 + 9 + 5 =$

2　$6 + 7 + 2 =$ 　　　12　$13 + 4 =$

3　$2 \times 1 =$ 　　　13　$16 - 5 + 2 =$

4　$36 \div 6 =$ 　　　14　$34 \div 2 =$

5　$20 - 4 - 4 =$ 　　　15　$4 \times 4 =$

6　$15 - 6 =$ 　　　16　$21 - 6 =$

7　$16 - 7 + 4 =$ 　　　17　$12 - 8 + 5 =$

8　$7 \times 6 =$ 　　　18　$24 \div 4 =$

9　$56 \div 8 =$ 　　　19　$3 + 12 - 4 =$

10　$10 - 2 + 5 =$ 　　　20　$13 \times 3 =$

141日の答え▶
1 −, + 　2 −, − 　3 +, + 　4 −, + 　5 +, − 　6 +, + 　7 −, +
8 +, + 　9 −, − 　10 −, + 　11 +, − 　12 −, + 　13 +, − 　14 +, +
15 +, − 　16 −, − 　17 +, − 　18 −, − 　19 +, − 　20 −, +

できるだけ早く足し算をしましょう。数字をメモして計算してもOKです。

① $3 + 7 + 5 + 6 + 9 + 7 + 8 + 4 + 7 + 9 =$

② $8 + 5 + 9 + 6 + 2 + 4 + 3 + 5 + 9 + 7 =$

③ $2 + 1 + 4 + 7 + 5 + 8 + 6 + 2 + 5 + 3 =$

④ $7 + 9 + 5 + 3 + 2 + 4 + 6 + 4 + 7 + 8 =$

⑤ $4 + 6 + 2 + 1 + 5 + 3 + 5 + 7 + 2 + 6 =$

⑥ $5 + 3 + 4 + 7 + 2 + 5 + 4 + 9 + 8 + 6 =$

⑦ $1 + 6 + 7 + 2 + 9 + 3 + 8 + 2 + 1 + 9 =$

⑧ $3 + 5 + 4 + 7 + 6 + 2 + 3 + 9 + 5 + 2 =$

⑨ $6 + 8 + 1 + 4 + 3 + 8 + 6 + 4 + 8 + 3 =$

⑩ $9 + 3 + 5 + 8 + 7 + 2 + 4 + 5 + 1 + 5 =$

142日
の答え ▶ ①8 ②2 ③3 ④15 ⑤17 ⑥7 ⑦1 ⑧19 ⑨11 ⑩9
⑪4 ⑫12 ⑬14 ⑭36 ⑮5 ⑯16 ⑰6 ⑱12 ⑲6 ⑳22

1986問達成！

月　日

得点　／10

計算をして、答えを数字で書きましょう。文字を数字で書いて計算してもOKです。

1　さんじゅうろく　＋　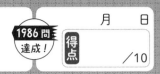　－　十四　＝ ☐

2　十七　＋　ヨンジュウナナ　－　⚁　＝ ☐

3　ニジュウイチ　－　⚃　－　じゅうご　＝ ☐

4　⚄　＋　よんじゅうよん　－　ニジュウロク　＝ ☐

5　よんじゅうきゅう　－　⚅　＋　三十四　＝ ☐

6　五十　＋　ニジュウヨン　－　さんじゅうなな　＝ ☐

7　⚄　＋　ジュウハチ　＋　二十三　＝ ☐

8　サンジュウゴ　＋　⚂　－　十九　＝ ☐

9　二十四　－　⚅　＋　ジュウナナ　＝ ☐

10　四十二　－　じゅうさん　－　⚁　＝ ☐

143日の答え▶ 1 10　2 15　3 2　4 6　5 12　6 9　7 13　8 42　9 7　10 13　11 19　12 17　13 13　14 17　15 16　16 15　17 9　18 6　19 11　20 39

148

146日 ＋－の符号入れ

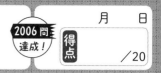

□には、＋か－が入ります。あてはまる符号を書き式を完成させましょう。

1　6 □ 7 □ 3 = 10

2　9 □ 5 □ 2 = 6

3　8 □ 4 □ 1 = 3

4　2 □ 9 □ 4 = 7

5　10 □ 2 □ 5 = 13

6　3 □ 8 □ 2 = 9

7　1 □ 5 □ 4 = 10

8　7 □ 3 □ 2 = 6

9　12 □ 5 □ 2 = 9

10　4 □ 8 □ 1 = 11

11　13 □ 4 □ 5 = 4

12　3 □ 7 □ 2 = 12

13　6 □ 2 □ 3 = 7

14　5 □ 5 □ 2 = 8

15　4 □ 8 □ 1 = 13

16　7 □ 4 □ 5 = 6

17　8 □ 3 □ 7 = 12

18　15 □ 6 □ 2 = 7

19　9 □ 3 □ 5 = 11

20　5 □ 1 □ 5 = 9

次の計算をしましょう。

1　$15 - 7 - 4 =$

11　$6 + 11 + 2 =$

2　$8 \div 8 =$

12　$34 \div 2 =$

3　$6 - 1 + 3 =$

13　$15 - 4 + 9 =$

4　$5 \times 4 =$

14　$23 - 7 =$

5　$4 + 12 - 6 =$

15　$9 + 8 - 12 =$

6　$13 - 7 + 6 =$

16　$6 \times 8 =$

7　$17 - 9 =$

17　$11 - 2 + 4 =$

8　$18 \div 9 =$

18　$15 + 3 =$

9　$4 + 3 - 1 =$

19　$6 + 14 - 9 =$

10　$3 \times 3 =$

20　$10 \div 5 =$

145日の答え ▶ 1 27　2 62　3 3　4 22　5 77　6 37　7 46　8 19　9 35　10 27

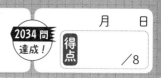

□にあてはまる数を書きましょう。

1
```
    2 □
  + 4 8
  ───────
    □ 1
```

5
```
  □ 1
+ 2 □
───────
  3 7
```

2
```
  □ 3
- 1 □
───────
  6 8
```

6
```
    5 4
  + □ 6
  ───────
    8 □
```

3
```
    2 □
  + □ 1
  ───────
    5 5
```

7
```
    3 □
  + □ 4
  ───────
    9 5
```

4
```
    □ 3
  + 6 □
  ───────
  1 4 0
```

8
```
    8 □
  + □ 2
  ───────
  1 3 1
```

146日の答え ▶ 1 +, - 2 -, + 3 -, - 4 +, - 5 -, + 6 +, - 7 +, +
8 -, + 9 -, + 10 +, - 11 -, - 12 +, + 13 -, + 14 +, -
15 +, + 16 +, - 17 -, + 18 -, - 19 -, + 20 -, +

151

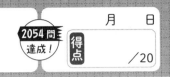

次の計算をしましょう。

1　15 − 4 − 3 =

2　6 + 7 − 5 =

3　9 − 2 + 8 =

4　4 + 9 − 6 =

5　5 + 7 + 4 =

6　13 − 6 − 3 =

7　8 + 8 − 1 =

8　7 − 2 + 9 =

9　3 + 5 + 7 =

10　16 − 2 − 4 =

11　7 + 9 − 3 =

12　14 − 4 + 9 =

13　3 + 11 − 6 =

14　6 + 5 + 5 =

15　19 − 5 − 9 =

16　4 + 16 − 8 =

17　18 − 5 + 9 =

18　17 + 2 − 5 =

19　4 − 2 + 13 =

20　5 + 4 + 15 =

147日
の答え　▶　1 4　2 1　3 8　4 20　5 10　6 12　7 8　8 2　9 6　10 9
11 19　12 17　13 20　14 16　15 5　16 48　17 13　18 18　19 11　20 2

次の計算をしましょう。

1
```
    6  2
 +  3  6
 ───────
```

5
```
    7  3
 -  1  5
 ───────
```

2
```
    4  5
 -  2  3
 ───────
```

6
```
    5  4
 +  6  2
 ───────
```

3
```
    7  4
 +  1  7
 ───────
```

7
```
    3  2
 -  2  6
 ───────
```

4
```
    5  6
 -  2  1
 ───────
```

8
```
    5  1
 +  3  9
 ───────
```

148日
の答え ▶ 1 3, 7　2 8, 5　3 4, 3　4 7, 7
5 1, 6　6 2, 0　7 1, 6　8 9, 4
※上段、下段の順です。

153

151 日 ＋－の符号入れ

□には、＋か－が入ります。あてはまる符号を書き式を完成させましょう。

1　6 □ 2 □ 4 = 8

2　3 □ 1 □ 3 = 7

3　9 □ 5 □ 2 = 12

4　10 □ 6 □ 1 = 5

5　13 □ 4 □ 3 = 6

6　7 □ 5 □ 6 = 8

7　5 □ 8 □ 3 = 10

8　8 □ 2 □ 7 = 13

9　2 □ 8 □ 5 = 5

10　1 □ 5 □ 3 = 9

11　4 □ 8 □ 5 = 7

12　6 □ 3 □ 5 = 8

13　12 □ 4 □ 5 = 3

14　5 □ 2 □ 8 = 11

15　7 □ 8 □ 3 = 12

16　13 □ 5 □ 1 = 9

17　3 □ 4 □ 6 = 13

18　9 □ 3 □ 5 = 7

19　11 □ 7 □ 2 = 6

20　8 □ 1 □ 3 = 4

149日
の答え▶ 1 8　2 8　3 15　4 7　5 16　6 4　7 15　8 14　9 15　10 10
11 13　12 19　13 8　14 16　15 5　16 12　17 22　18 14　19 15　20 24

154

できるだけ早く足し算をしましょう。数字をメモして計算してもOKです。

1　4 + 6 + 3 + 5 + 7 + 2 + 7 + 9 + 8 + 6 =

2　8 + 7 + 6 + 9 + 8 + 2 + 7 + 4 + 3 + 5 =

3　7 + 9 + 2 + 7 + 6 + 4 + 3 + 8 + 5 + 9 =

4　1 + 5 + 6 + 4 + 7 + 3 + 4 + 2 + 5 + 3 =

5　9 + 7 + 3 + 8 + 2 + 6 + 7 + 3 + 9 + 8 =

6　7 + 2 + 5 + 9 + 6 + 7 + 5 + 4 + 2 + 6 =

7　3 + 1 + 4 + 5 + 9 + 2 + 8 + 3 + 5 + 4 =

8　6 + 7 + 2 + 1 + 4 + 8 + 5 + 6 + 3 + 1 =

9　2 + 4 + 5 + 6 + 8 + 9 + 7 + 5 + 8 + 7 =

10　5 + 8 + 6 + 8 + 4 + 5 + 8 + 3 + 1 + 2 =

150日の答え ▶ 1 98　2 22　3 91　4 35　5 58　6 116　7 6　8 90

155

コインで足し算。合計額はいくらになるでしょう。

1　(50) (100) (50) (100) (50) (10) (50) (100)　□ 円

2　(1) (100) (1) (100) (1) (5) (1) (500)　□ 円

3　(10) (5) (1) (5) (500) (50) (10) (1)　□ 円

4　(500) (10) (10) (1) (500) (1) (500) (10)　□ 円

5　(100) (50) (1) (10) (50) (1) (1) (100)　□ 円

6　(10) (5) (10) (1) (5) (10) (5) (1)　□ 円

7　(50) (1) (100) (50) (5) (100) (500) (50)　□ 円

8　(5) (100) (1) (10) (10) (50) (100) (100)　□ 円

9　(500) (10) (500) (5) (1) (10) (10) (1)　□ 円

10　(100) (5) (100) (5) (10) (1) (10) (5)　□ 円

151日
の答え▶

1 −，＋　2 ＋，＋　3 ＋，−　4 −，＋　5 −，−　6 −，＋　7 ＋，−
8 −，＋　9 ＋，−　10 ＋，＋　11 ＋，−　12 ＋，＋　13 −，−　14 −，＋
15 ＋，−　16 −，＋　17 ＋，＋　18 ＋，＋　19 −，＋　20 −，−

時間の筆算です。□時間□分と答えましょう。

1
18 時間 30 分
－ 7 時間 43 分
□ 時間 □ 分

5
12 時間 28 分
＋ 10 時間 44 分
□ 時間 □ 分

2
12 時間 31 分
＋ 5 時間 35 分
□ 時間 □ 分

6
16 時間 17 分
－ 7 時間 48 分
□ 時間 □ 分

3
19 時間 54 分
－ 9 時間 37 分
□ 時間 □ 分

7
11 時間 45 分
＋ 16 時間 41 分
□ 時間 □ 分

4
24 時間 18 分
＋ 7 時間 39 分
□ 時間 □ 分

8
9 時間 8 分
＋ 13 時間 52 分
□ 時間 □ 分

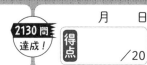
□にあてはまる数を書きましょう。

1　$9 \times \boxed{} = 18$

11　$\boxed{} \div 5 = 6$

2　$\boxed{} - 5 = 14$

12　$12 + \boxed{} = 21$

3　$48 \div \boxed{} = 8$

13　$\boxed{} - 6 = 16$

4　$\boxed{} + 7 = 12$

14　$\boxed{} \times 8 = 64$

5　$21 - \boxed{} = 5$

15　$11 + \boxed{} = 20$

6　$7 \times \boxed{} = 49$

16　$13 - \boxed{} = 7$

7　$\boxed{} + 11 = 14$

17　$\boxed{} \div 3 = 9$

8　$\boxed{} \div 9 = 8$

18　$7 \times \boxed{} = 42$

9　$16 - \boxed{} = 15$

19　$8 + \boxed{} = 13$

10　$\boxed{} \times 1 = 3$

20　$\boxed{} - 15 = 8$

153日▶
の答え
1 510　2 709　3 582　4 1532　5 313
6 47　7 856　8 376　9 1037　10 236

158

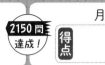

□には、＋か－が入ります。あてはまる符号を書き式を完成させましょう。

1　2 □ 5 □ 3 ＝ 10

2　5 □ 3 □ 7 ＝ 9

3　12 □ 1 □ 6 ＝ 5

4　3 □ 5 □ 2 ＝ 6

5　6 □ 4 □ 6 ＝ 8

6　7 □ 1 □ 7 ＝ 1

7　10 □ 6 □ 3 ＝ 7

8　1 □ 8 □ 4 ＝ 13

9　9 □ 7 □ 5 ＝ 7

10　7 □ 8 □ 6 ＝ 9

11　11 □ 5 □ 2 ＝ 8

12　3 □ 4 □ 5 ＝ 2

13　13 □ 6 □ 1 ＝ 6

14　5 □ 2 □ 8 ＝ 11

15　4 □ 9 □ 2 ＝ 15

16　16 □ 4 □ 5 ＝ 7

17　8 □ 8 □ 3 ＝ 13

18　7 □ 2 □ 4 ＝ 9

19　3 □ 5 □ 2 ＝ 6

20　9 □ 8 □ 7 ＝ 8

154日の答え▶ 1 10，47　2 18，6　3 10，17　4 31，57　5 23，12　6 8，29　7 28，26　8 23，0

159

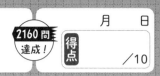
できるだけ早く足し算をしましょう。数字をメモして計算してもOKです。

1　$9 + 7 + 6 + 3 + 2 + 7 + 1 + 9 + 8 + 5 =$

2　$2 + 4 + 7 + 8 + 1 + 3 + 2 + 6 + 5 + 2 =$

3　$5 + 8 + 4 + 3 + 6 + 7 + 4 + 2 + 3 + 7 =$

4　$3 + 9 + 6 + 2 + 7 + 4 + 5 + 6 + 8 + 5 =$

5　$1 + 4 + 5 + 9 + 1 + 4 + 8 + 2 + 4 + 8 =$

6　$4 + 6 + 7 + 6 + 5 + 3 + 2 + 5 + 9 + 6 =$

7　$7 + 8 + 2 + 3 + 4 + 9 + 6 + 1 + 7 + 4 =$

8　$3 + 6 + 4 + 5 + 2 + 1 + 8 + 7 + 4 + 5 =$

9　$6 + 2 + 4 + 2 + 5 + 7 + 3 + 1 + 5 + 8 =$

10　$8 + 7 + 9 + 8 + 6 + 4 + 2 + 7 + 8 + 9 =$

155日の答え▶ 1 2　2 19　3 6　4 5　5 16　6 7　7 3　8 72　9 1　10 3
11 30　12 9　13 22　14 8　15 9　16 6　17 27　18 6　19 5　20 23

次の計算をしましょう。

1　$6 + 5 - 2 =$

2　$12 - 8 - 1 =$

3　$5 - 2 + 11 =$

4　$3 + 8 - 5 =$

5　$11 - 7 + 9 =$

6　$4 + 16 - 5 =$

7　$2 + 9 + 7 =$

8　$13 - 5 - 1 =$

9　$6 + 9 + 3 =$

10　$2 + 12 - 5 =$

11　$16 - 3 - 7 =$

12　$10 - 4 + 9 =$

13　$1 + 15 - 3 =$

14　$9 - 2 + 14 =$

15　$5 + 12 - 6 =$

16　$4 + 3 + 13 =$

17　$15 - 6 - 6 =$

18　$3 + 18 - 7 =$

19　$2 + 15 + 3 =$

20　$18 - 7 + 4 =$

156日
の答え▶

1 +, +　2 -, +　3 -, -　4 +, -　5 -, +　6 +, -　7 -, +
8 +, +　9 -, +　10 +, -　11 -, +　12 +, -　13 -, -　14 -, +
15 +, +　16 -, -　17 +, -　18 -, +　19 +, -　20 -, +

□にあてはまる数を書きましょう。

1
```
    1  □
 +  □  3
 ─────────
    5  6
```

5
```
    □  6
 -  2  □
 ─────────
    4  1
```

2
```
    □  2
 -  4  □
 ─────────
    1  7
```

6
```
    □  3
 +  5  □
 ─────────
  1 2  4
```

3
```
    3  □
 +  □  9
 ─────────
    8  9
```

7
```
    7  □
 +  2  6
 ─────────
  1 □  1
```

4
```
    7  5
 +  □  2
 ─────────
  1 6  □
```

8
```
    4  □
 +  □  7
 ─────────
    8  2
```

157日 の答え ▶ ① 57 ② 40 ③ 49 ④ 55 ⑤ 46 ⑥ 53 ⑦ 51 ⑧ 45 ⑨ 43 ⑩ 68

2つの数と3つの数の計算

月　日

得点　／20

次の計算をしましょう。

1　$9 \times 5 =$

11　$20 \div 2 =$

2　$24 \div 3 =$

12　$13 - 4 + 8 =$

3　$4 - 2 + 5 =$

13　$15 + 5 - 2 =$

4　$15 - 13 =$

14　$25 \times 2 =$

5　$6 + 8 - 1 =$

15　$16 + 3 - 8 =$

6　$14 \div 2 =$

16　$6 + 14 =$

7　$9 - 4 + 9 =$

17　$10 - 9 + 12 =$

8　$6 \times 2 =$

18　$15 \div 5 =$

9　$8 + 9 + 3 =$

19　$7 + 1 - 4 =$

10　$17 - 4 - 7 =$

20　$3 \times 6 =$

158日の答え▶ 1 9　2 3　3 14　4 6　5 13　6 15　7 18　8 7　9 18　10 9
11 6　12 15　13 13　14 21　15 11　16 20　17 3　18 14　19 20　20 15

計算をして、答えを数字で書きましょう。文字を数字で書いて計算してもOKです。

1　ろくじゅうに　－　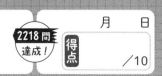　－　ジュウイチ　＝ ☐

2　二十七　＋　じゅうはち　－　⚁　＝ ☐

3　ヨンジュウサン　＋　⚂　＋　にじゅうろく　＝ ☐

4　五十一　－　じゅうなな　－　⚃　＝ ☐

5　⚂　＋　ジュウキュウ　＋　三十四　＝ ☐

6　ハチジュウハチ　－　五十二　＋　じゅうはち　＝ ☐

7　三十六　－　にじゅうはち　＋　⚅　＝ ☐

8　ごじゅうきゅう　＋　⚃　－　ニジュウゴ　＝ ☐

9　サンジュウナナ　＋　⚄　－　じゅうきゅう　＝ ☐

10　⚂　＋　四十五　－　じゅうろく　＝ ☐

159日の答え ▶ 1 3, 4　2 6, 5　3 0, 5　4 9, 7　5 6, 5　6 7, 1　7 5, 0　8 5, 3
※上段、下段の順です。

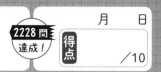
コインで足し算。合計額はいくらになるでしょう。

1　500　10　10　1　5　5　50　10　□ 円

2　1　5　10　10　50　1　500　10　□ 円

3　50　1　50　100　5　50　500　50　□ 円

4　10　50　5　500　5　100　10　500　□ 円

5　10　500　10　100　5　100　1　1　□ 円

6　100　100　10　10　500　50　5　100　□ 円

7　5　1　5　10　1　1　10　5　□ 円

8　1　500　1　100　500　5　1　1　□ 円

9　50　10　5　50　10　50　10　50　□ 円

10　10　5　1　5　10　1　5　5　□ 円

＋－の符号入れ

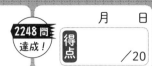

2248問達成！

得点　　／20

月　　日

□には、＋か－が入ります。あてはまる符号を書き式を完成させましょう。

1　3 □ 1 □ 5 = 7

2　5 □ 8 □ 1 = 12

3　2 □ 4 □ 3 = 9

4　13 □ 2 □ 5 = 6

5　4 □ 1 □ 5 = 8

6　8 □ 5 □ 2 = 11

7　12 □ 3 □ 5 = 4

8　9 □ 6 □ 7 = 10

9　6 □ 9 □ 1 = 14

10　1 □ 5 □ 9 = 15

11　6 □ 4 □ 9 = 11

12　3 □ 12 □ 8 = 7

13　5 □ 8 □ 9 = 4

14　2 □ 1 □ 7 = 8

15　8 □ 3 □ 5 = 10

16　4 □ 2 □ 3 = 3

17　10 □ 5 □ 3 = 2

18　7 □ 4 □ 5 = 8

19　3 □ 6 □ 7 = 16

20　8 □ 9 □ 8 = 9

161日
の答え ▶ 1 45　2 43　3 72　4 30　5 56　6 54　7 14　8 38　9 23　10 32

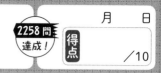
できるだけ早く足し算をしましょう。数字をメモして計算してもOKです。

① $6 + 8 + 5 + 4 + 6 + 8 + 7 + 9 + 6 + 5 =$

② $2 + 9 + 1 + 8 + 7 + 1 + 5 + 6 + 7 + 4 =$

③ $7 + 3 + 8 + 4 + 5 + 2 + 4 + 3 + 1 + 6 =$

④ $1 + 4 + 7 + 2 + 6 + 5 + 3 + 2 + 4 + 7 =$

⑤ $3 + 5 + 1 + 4 + 8 + 6 + 4 + 1 + 8 + 4 =$

⑥ $5 + 9 + 4 + 3 + 6 + 7 + 2 + 3 + 6 + 9 =$

⑦ $4 + 8 + 2 + 5 + 3 + 4 + 6 + 9 + 7 + 8 =$

⑧ $6 + 5 + 4 + 3 + 2 + 1 + 7 + 5 + 8 + 6 =$

⑨ $9 + 4 + 7 + 8 + 5 + 8 + 9 + 2 + 5 + 9 =$

⑩ $2 + 8 + 5 + 1 + 3 + 2 + 6 + 7 + 1 + 4 =$

162日
の答え ► ① 591　② 587　③ 806　④ 1180　⑤ 727
⑥ 875　⑦ 38　⑧ 1109　⑨ 235　⑩ 42

次の計算をしましょう。

1
```
    4   3
+   3   1
─────────
```

5
```
    2   3
+   5   8
─────────
```

2
```
    5   2
+   7   5
─────────
```

6
```
    4   4
−   2   8
─────────
```

3
```
    6   7
−   2   7
─────────
```

7
```
    3   6
+   6   6
─────────
```

4
```
    3   4
+   4   6
─────────
```

8
```
    5   7
−   1   9
─────────
```

1 −, + 2 +, − 3 +, + 4 −, − 5 −, + 6 +, − 7 −, −
8 −, + 9 +, − 10 +, + 11 −, + 12 +, − 13 +, − 14 −, +
15 −, + 16 +, − 17 −, − 18 −, + 19 +, + 20 +, −

時間の筆算です。□時間□分と答えましょう。

1
```
    7 時間 28 分
+  12 時間 14 分
―――――――――――
   □ 時間 □ 分
```

5
```
   18 時間 54 分
―  11 時間 35 分
―――――――――――
   □ 時間 □ 分
```

2
```
   18 時間 17 分
―   3 時間 45 分
―――――――――――
   □ 時間 □ 分
```

6
```
   17 時間 44 分
+  16 時間 29 分
―――――――――――
   □ 時間 □ 分
```

3
```
   12 時間 30 分
+  13 時間 49 分
―――――――――――
   □ 時間 □ 分
```

7
```
    9 時間 11 分
+  12 時間 52 分
―――――――――――
   □ 時間 □ 分
```

4
```
    6 時間 32 分
+  21 時間 37 分
―――――――――――
   □ 時間 □ 分
```

8
```
   22 時間 24 分
―  10 時間 36 分
―――――――――――
   □ 時間 □ 分
```

164日
の答え ▶ ① 64 ② 50 ③ 43 ④ 41 ⑤ 44 ⑥ 54 ⑦ 56 ⑧ 47 ⑨ 66 ⑩ 39

169

穴あき筆算

□にあてはまる数を書きましょう。

1

```
  □ 2
+ 1 □
─────
  4 1
```

5

```
  7 □
+ □ 2
─────
1 2 5
```

2

```
  □ 3
- 4 4
─────
  2 □
```

6

```
  8 □
+ 4 7
─────
1 □ 6
```

3

```
  5 □
+ □ 6
─────
1 4 3
```

7

```
  4 □
+ □ 8
─────
  8 2
```

4

```
  □ 7
- 2 □
─────
  3 3
```

8

```
  □ 1
+ 3 □
─────
  5 8
```

165日の答え ▶ 1 74　2 127　3 40　4 80　5 81　6 16　7 102　8 38

次の計算をしましょう。

1　$11 + 2 + 3 =$ ☐　　11　$6 + 18 =$ ☐

2　$40 \div 5 =$ ☐　　12　$11 \times 5 =$ ☐

3　$9 - 1 + 7 =$ ☐　　13　$7 + 13 + 2 =$ ☐

4　$8 \times 4 =$ ☐　　14　$27 \div 3 =$ ☐

5　$3 + 11 - 9 =$ ☐　　15　$15 + 3 - 7 =$ ☐

6　$20 - 4 - 8 =$ ☐　　16　$8 \times 6 =$ ☐

7　$16 - 9 =$ ☐　　17　$10 - 4 + 9 =$ ☐

8　$2 \times 9 =$ ☐　　18　$28 \div 7 =$ ☐

9　$13 - 8 + 2 =$ ☐　　19　$18 - 11 + 2 =$ ☐

10　$6 \div 1 =$ ☐　　20　$21 - 8 =$ ☐

166日
の答え ▶ 1 19, 42　2 14, 32　3 26, 19　4 28, 9
5 7, 19　6 34, 13　7 22, 3　8 11, 48

171

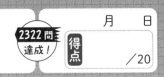
□にあてはまる数を書きましょう。

1　□ ＋ 8 ＝ 15

2　8 ÷ □ ＝ 4

3　13 － □ ＝ 9

4　□ × 9 ＝ 63

5　5 ＋ □ ＝ 18

6　8 × □ ＝ 72

7　□ ÷ 2 ＝ 8

8　16 － □ ＝ 10

9　□ ＋ 11 ＝ 23

10　7 × □ ＝ 7

11　□ － 7 ＝ 13

12　32 ÷ □ ＝ 4

13　17 － □ ＝ 7

14　□ ＋ 12 ＝ 16

15　8 × □ ＝ 48

16　□ ÷ 9 ＝ 4

17　□ × 8 ＝ 40

18　25 － □ ＝ 8

19　□ ＋ 3 ＝ 22

20　9 ÷ □ ＝ 1

167日 の答え ▶
1 2, 9　2 7, 9　3 7, 8　4 5, 4
5 3, 5　6 9, 3　7 4, 3　8 2, 7
※上段、下段の順です。

172

できるだけ早く足し算をしましょう。数字をメモして計算してもOKです。

1　$5 + 8 + 7 + 4 + 2 + 7 + 1 + 3 + 4 + 5 =$

2　$1 + 9 + 3 + 4 + 2 + 5 + 8 + 4 + 6 + 3 =$

3　$4 + 5 + 6 + 8 + 6 + 4 + 5 + 6 + 9 + 2 =$

4　$7 + 8 + 3 + 9 + 4 + 8 + 5 + 2 + 6 + 7 =$

5　$3 + 8 + 4 + 7 + 6 + 1 + 9 + 5 + 3 + 4 =$

6　$2 + 7 + 6 + 8 + 4 + 7 + 5 + 3 + 9 + 8 =$

7　$8 + 3 + 8 + 7 + 6 + 5 + 9 + 6 + 4 + 9 =$

8　$2 + 3 + 5 + 4 + 7 + 8 + 6 + 3 + 5 + 1 =$

9　$6 + 8 + 9 + 3 + 5 + 6 + 2 + 4 + 7 + 3 =$

10　$9 + 1 + 7 + 5 + 4 + 8 + 9 + 6 + 2 + 7 =$

168日
の答え▶ 1 16 2 8 3 15 4 32 5 5 6 8 7 7 8 18 9 7 10 6
11 24 12 55 13 22 14 9 15 11 16 48 17 15 18 4 19 9 20 13

次の計算をしましょう。

1. $14 - 2 - 2 =$

11. $5 + 9 + 3 =$

2. $6 - 1 + 9 =$

12. $11 - 5 + 7 =$

3. $7 + 5 + 3 =$

13. $6 + 13 - 9 =$

4. $4 + 12 - 7 =$

14. $3 + 5 + 7 =$

5. $13 - 6 + 4 =$

15. $20 - 8 - 3 =$

6. $15 - 9 - 2 =$

16. $7 + 12 - 5 =$

7. $3 + 11 + 4 =$

17. $12 - 3 + 4 =$

8. $6 + 7 - 3 =$

18. $21 - 6 - 7 =$

9. $9 - 2 + 15 =$

19. $4 + 8 + 6 =$

10. $6 + 3 - 1 =$

20. $9 - 7 + 17 =$

169日の答え▶ ① 7 ② 2 ③ 4 ④ 7 ⑤ 13 ⑥ 9 ⑦ 16 ⑧ 6 ⑨ 12 ⑩ 1 ⑪ 20 ⑫ 8 ⑬ 10 ⑭ 4 ⑮ 6 ⑯ 36 ⑰ 5 ⑱ 17 ⑲ 19 ⑳ 9

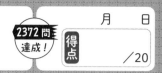
□には、＋か－が入ります。あてはまる符号を書き式を完成させましょう。

1　11 □ 7 □ 2 = 2

2　5 □ 3 □ 4 = 6

3　3 □ 2 □ 5 = 10

4　6 □ 8 □ 7 = 7

5　9 □ 5 □ 4 = 8

6　2 □ 6 □ 3 = 5

7　8 □ 1 □ 6 = 1

8　4 □ 2 □ 9 = 11

9　5 □ 7 □ 3 = 9

10　7 □ 1 □ 8 = 14

11　3 □ 4 □ 2 = 9

12　6 □ 7 □ 1 = 12

13　5 □ 4 □ 5 = 6

14　12 □ 5 □ 3 = 10

15　8 □ 3 □ 4 = 7

16　9 □ 8 □ 2 = 3

17　7 □ 9 □ 3 = 13

18　6 □ 6 □ 5 = 17

19　3 □ 11 □ 6 = 8

20　13 □ 4 □ 6 = 3

170日の答え▶ 1 46　2 45　3 55　4 59　5 50　6 59　7 65　8 44　9 53　10 58

175

次の計算をしましょう。

1　$6 \div 2 =$

2　$5 \times 5 =$

3　$14 - 9 + 2 =$

4　$4 \times 9 =$

5　$3 + 12 - 5 =$

6　$24 - 5 =$

7　$6 + 3 + 7 =$

8　$42 \div 6 =$

9　$9 - 1 + 5 =$

10　$9 \times 7 =$

11　$10 - 6 + 4 =$

12　$5 + 18 =$

13　$9 \div 9 =$

14　$8 + 13 - 6 =$

15　$12 \times 4 =$

16　$45 \div 5 =$

17　$16 - 9 + 7 =$

18　$6 \times 2 =$

19　$3 + 13 - 8 =$

20　$25 - 9 =$

171日▶ 1 10 2 14 3 15 4 9 5 11 6 4 7 18 8 10 9 22 10 8
の答え　11 17 12 13 13 10 14 15 15 9 16 14 17 13 18 8 19 18 20 19

176

時間の筆算です。□時間□分と答えましょう。

1　　　2 時間 32 分

　+ 13 時間 55 分
　─────────────
　□時間□分

5　　11 時間 18 分

　− 6 時間 49 分
　─────────────
　□時間□分

2　　　9 時間 53 分

　+ 12 時間 28 分
　─────────────
　□時間□分

6　　13 時間 24 分

　+ 7 時間 31 分
　─────────────
　□時間□分

3　　14 時間 15 分

　+ 7 時間 44 分
　─────────────
　□時間□分

7　　16 時間 12 分

　− 8 時間 42 分
　─────────────
　□時間□分

4　　21 時間 51 分

　− 18 時間 13 分
　─────────────
　□時間□分

8　　11 時間 59 分

　+ 17 時間 35 分
　─────────────
　□時間□分

172日
の答え▶
1 −, − 2 −, + 3 +, + 4 +, − 5 −, + 6 +, − 7 −, −
8 −, + 9 +, − 10 −, + 11 +, + 12 +, − 13 −, + 14 −, +
15 +, − 16 −, + 17 +, − 18 +, + 19 +, − 20 −, −

177

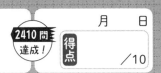
コインで足し算。合計額はいくらになるでしょう。

1　5　1　10　50　5　10　5　1　☐ 円

2　100　500　10　100　500　10　5　10　☐ 円

3　1　10　50　50　10　1　50　10　☐ 円

4　50　10　10　5　1　5　1　1　☐ 円

5　100　50　100　50　100　50　10　10　☐ 円

6　50　10　500　10　50　5　10　500　☐ 円

7　10　1　10　100　50　10　100　1　☐ 円

8　50　100　10　500　10　1　500　10　☐ 円

9　10　10　5　10　100　500　100　5　☐ 円

10　500　50　5　500　100　100　5　100　☐ 円

173日
の答え　① 3　② 25　③ 7　④ 36　⑤ 10　⑥ 19　⑦ 16　⑧ 7　⑨ 13　⑩ 63
⑪ 8　⑫ 23　⑬ 1　⑭ 15　⑮ 48　⑯ 9　⑰ 14　⑱ 12　⑲ 8　⑳ 16

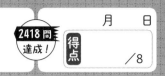
次の計算をしましょう。

1
```
    6  3
-   2  1
─────────
```

5
```
    7  2
+   4  3
─────────
```

2
```
    4  2
+   4  5
─────────
```

6
```
    6  1
-   1  2
─────────
```

3
```
    8  8
-   3  0
─────────
```

7
```
    7  3
+   5  7
─────────
```

4
```
    5  2
+   5  6
─────────
```

8
```
    4  2
-   1  7
─────────
```

174日
の答え ▶ 1 16，27 2 22，21 3 21，59 4 3，38
5 4，29 6 20，55 7 7，30 8 29，34

2428問 達成！

月　日

得点　／10

できるだけ早く足し算をしましょう。数字をメモして計算してもOKです。

1　$1 + 3 + 6 + 2 + 4 + 4 + 5 + 8 + 7 + 2 =$

2　$9 + 7 + 6 + 8 + 1 + 9 + 4 + 6 + 3 + 2 =$

3　$3 + 8 + 9 + 7 + 4 + 5 + 2 + 3 + 1 + 8 =$

4　$8 + 6 + 5 + 3 + 9 + 4 + 7 + 2 + 1 + 5 =$

5　$2 + 4 + 9 + 1 + 5 + 2 + 6 + 3 + 8 + 7 =$

6　$7 + 6 + 3 + 4 + 8 + 7 + 9 + 2 + 5 + 8 =$

7　$1 + 3 + 4 + 3 + 2 + 6 + 5 + 2 + 4 + 5 =$

8　$3 + 7 + 9 + 6 + 8 + 9 + 8 + 5 + 7 + 6 =$

9　$4 + 5 + 3 + 2 + 1 + 6 + 4 + 5 + 2 + 1 =$

10　$5 + 9 + 7 + 6 + 7 + 6 + 5 + 9 + 5 + 2 =$

175日
の答え ▶ 1 87　2 1235　3 182　4 83　5 470
6 1135　7 282　8 1181　9 740　10 1360

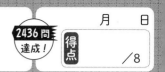
□にあてはまる数を書きましょう。

1
```
    □   3
  −  2  □
  ─────────
    5   3
```

5
```
    3   7
  + □   6
  ─────────
    8   □
```

2
```
    2   □
  + □   8
  ─────────
    6   4
```

6
```
    □   2
  + 6   □
  ─────────
  1 1   0
```

3
```
    1   □
  + □   3
  ─────────
    9   8
```

7
```
    4   □
  − 2   5
  ─────────
    □   5
```

4
```
    6   2
  + □   4
  ─────────
  1 5   □
```

8
```
    9   □
  + □   8
  ─────────
  1 8   1
```

176日
の答え ▶ ①42 ②87 ③58 ④108 ⑤115 ⑥49 ⑦130 ⑧25

181

十一の符号入れ

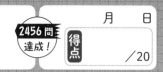

得点 ／20

月　日

□には、＋か−が入ります。あてはまる符号を書き式を完成させましょう。

1　6 □ 2 □ 5 ＝13

2　3 □ 7 □ 2 ＝ 8

3　7 □ 1 □ 5 ＝11

4　4 □ 5 □ 8 ＝ 1

5　15 □ 7 □ 2 ＝ 6

6　9 □ 4 □ 7 ＝12

7　2 □ 6 □ 1 ＝ 9

8　8 □ 3 □ 4 ＝ 7

9　13 □ 5 □ 7 ＝15

10　1 □ 14 □ 9 ＝ 6

11　7 □ 4 □ 8 ＝11

12　16 □ 8 □ 3 ＝ 5

13　3 □ 5 □ 9 ＝17

14　8 □ 6 □ 2 ＝ 4

15　5 □ 9 □ 1 ＝13

16　4 □ 2 □ 5 ＝ 7

17　3 □ 12 □ 7 ＝ 8

18　6 □ 1 □ 5 ＝10

19　2 □ 9 □ 6 ＝ 5

20　14 □ 5 □ 3 ＝12

177日
の答え▶ 1 42　2 55　3 50　4 50　5 47　6 59　7 35　8 68　9 33　10 61

次の計算をしましょう。

1　$7 - 4 + 8 =$ ☐　　11　$6 + 5 + 1 =$ ☐

2　$3 + 6 + 9 =$ ☐　　12　$2 × 4 =$ ☐

3　$8 × 5 =$ ☐　　13　$13 - 4 - 5 =$ ☐

4　$27 ÷ 9 =$ ☐　　14　$8 - 6 + 11 =$ ☐

5　$6 + 12 - 4 =$ ☐　　15　$72 ÷ 8 =$ ☐

6　$16 - 3 =$ ☐　　16　$6 + 17 =$ ☐

7　$10 - 4 - 2 =$ ☐　　17　$3 + 12 - 5 =$ ☐

8　$5 × 6 =$ ☐　　18　$49 ÷ 7 =$ ☐

9　$7 + 13 - 9 =$ ☐　　19　$15 - 7 + 9 =$ ☐

10　$30 ÷ 2 =$ ☐　　20　$8 × 8 =$ ☐

178日
の答え　1 7, 0　2 6, 3　3 5, 8　4 9, 6
5 4, 3　6 4, 8　7 0, 1　8 3, 8
※上段、下段の順です。

183

全部でいくら

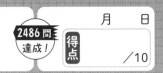

コインで足し算。合計額はいくらになるでしょう。

1 ⑩ ⑩ ㊿ ⑤ ⑤ ㊿ ① ㊿ 　□ 円

2 ⑩⑩ ㊿ ⑩⑩ ⑩ ① ⑩ ⑤ ① 　□ 円

3 ⑳⑩ ⑩ ㊿ ㊿ ① ⑤ ① ⑩ 　□ 円

4 ⑩⑩ ⑤ ⑩⑩ ⑤ ① ⑤ ⑩⑩ ⑩⑩ 　□ 円

5 ⑤ ⑳⑩ ① ⑩⑩ ① ⑩⑩ ⑩ ㊿ 　□ 円

6 ㊿ ⑩⑩ ⑩ ⑩ ⑩⑩ ⑤ ⑩ ⑤ 　□ 円

7 ⑩ ⑩ ① ⑤ ① ① ⑩⑩ ① 　□ 円

8 ⑳⑩ ⑩⑩ ⑩ ① ⑳⑩ ① ㊿ ⑩⑩ 　□ 円

9 ⑩ ⑩⑩ ⑩ ㊿ ① ⑩ ⑩⑩ ① 　□ 円

10 ① ⑩ ① ⑤ ⑩ ① ① ⑤ 　□ 円

179日
の答え

1 +, + 2 +, − 3 −, + 4 +, − 5 −, − 6 −, + 7 +, +
8 +, − 9 −, + 10 +, − 11 −, + 12 −, − 13 +, + 14 −, +
15 +, − 16 −, + 17 +, − 18 −, + 19 +, − 20 −, +

2506問 達成！

月　日

得点 ／20

次の計算をしましょう。

1　$3 + 8 - 5 =$ ☐

2　$7 - 2 + 11 =$ ☐

3　$13 - 4 - 8 =$ ☐

4　$5 + 6 - 3 =$ ☐

5　$9 + 4 + 1 =$ ☐

6　$8 - 2 + 5 =$ ☐

7　$6 + 5 + 3 =$ ☐

8　$12 - 8 - 1 =$ ☐

9　$7 - 1 + 14 =$ ☐

10　$4 + 13 + 2 =$ ☐

11　$14 - 8 + 2 =$ ☐

12　$22 - 3 - 5 =$ ☐

13　$9 + 11 - 7 =$ ☐

14　$6 - 3 + 13 =$ ☐

15　$15 - 2 - 5 =$ ☐

16　$8 + 12 - 6 =$ ☐

17　$7 - 1 + 15 =$ ☐

18　$6 + 6 - 2 =$ ☐

19　$9 - 5 + 10 =$ ☐

20　$19 - 6 - 4 =$ ☐

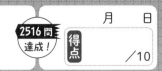
計算をして、答えを数字で書きましょう。文字を数字で書いて計算してもOKです。

1 さんじゅうご － 🎲 ＋ 二十七 ＝ □

2 🎲 ＋ 十九 ＋ ヨンジュウハチ ＝ □

3 五十三 ＋ 🎲 － じゅうよん ＝ □

4 ロクジュウイチ － さんじゅうきゅう － 🎲 ＝ □

5 十八 ＋ サンジュウニ ＋ じゅういち ＝ □

6 二十四 ＋ じゅうご － 🎲 ＝ □

7 🎲 ＋ ななじゅうなな － ニジュウハチ ＝ □

8 ハチジュウゴ － じゅうろく － 四十四 ＝ □

9 🎲 ＋ ごじゅうはち － サンジュウゴ ＝ □

10 六十七 － ニジュウキュウ － じゅうさん ＝ □

181日
の答え▶ 1 181　2 277　3 627　4 416　5 767
6 290　7 129　8 1262　9 282　10 34

186

次の計算をしましょう。

1
```
    6   2
+   1   6
─────────
```

5
```
    5   3
−   2   8
─────────
```

2
```
    5   7
−   2   3
─────────
```

6
```
    1   4
+   6   9
─────────
```

3
```
    4   1
+   3   9
─────────
```

7
```
    5   2
−   1   6
─────────
```

4
```
    2   6
+   8   3
─────────
```

8
```
    2   7
+   3   7
─────────
```

182日
の答え ▶ ① 6 ② 16 ③ 1 ④ 8 ⑤ 14 ⑥ 11 ⑦ 14 ⑧ 3 ⑨ 20 ⑩ 19
⑪ 8 ⑫ 14 ⑬ 13 ⑭ 16 ⑮ 8 ⑯ 14 ⑰ 21 ⑱ 10 ⑲ 14 ⑳ 9

□には、＋か－が入ります。あてはまる符号を書き式を完成させましょう。

1　5 ☐ 8 ☐ 2 ＝11

2　7 ☐ 3 ☐ 4 ＝ 8

3　2 ☐ 9 ☐ 5 ＝ 6

4　10 ☐ 5 ☐ 2 ＝ 3

5　6 ☐ 1 ☐ 3 ＝10

6　9 ☐ 4 ☐ 9 ＝14

7　3 ☐ 9 ☐ 6 ＝ 6

8　12 ☐ 5 ☐ 2 ＝ 5

9　4 ☐ 1 ☐ 9 ＝12

10　5 ☐ 7 ☐ 4 ＝ 8

11　1 ☐ 5 ☐ 7 ＝13

12　8 ☐ 4 ☐ 3 ＝ 7

13　3 ☐ 13 ☐ 2 ＝14

14　5 ☐ 2 ☐ 3 ＝ 6

15　2 ☐ 6 ☐ 3 ＝11

16　4 ☐ 3 ☐ 7 ＝ 8

17　14 ☐ 1 ☐ 8 ＝ 5

18　11 ☐ 7 ☐ 5 ＝ 9

19　6 ☐ 6 ☐ 2 ＝10

20　15 ☐ 2 ☐ 4 ＝ 9

183日
の答え▶ 1 56　2 71　3 41　4 17　5 61　6 38　7 52　8 25　9 29　10 25

188

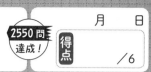
線でつながったマスどうしを足して、□に答えを書きましょう。

① 4 ・ 3 ・ 5

□

【解き方】
3＋5の答え

② □ ・ 8 ・ □

9 ・ □

□ ・ 7

26

③ 1 ・ 6 ・ 4

□

8 ・ □

□

④ 7 ・ □ ・ 6

□

15

⑤ 4 ・ □ ・ 9

□

16 ・ □

23

⑥ 3 ・ 7 ・ 5

□ ・ □

9 ・ □

□

184日
の答え ▶ ① 78 ② 34 ③ 80 ④ 109 ⑤ 25 ⑥ 83 ⑦ 36 ⑧ 64

189

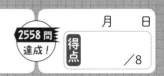
時間の筆算です。□時間□分と答えましょう。

1　　11 時間 25 分
　＋　13 時間 32 分
　　　□時間□分

5　　15 時間 09 分
　＋　16 時間 47 分
　　　□時間□分

2　　19 時間 31 分
　＋　9 時間 44 分
　　　□時間□分

6　　12 時間 42 分
　－　7 時間 39 分
　　　□時間□分

3　　22 時間 13 分
　－　8 時間 28 分
　　　□時間□分

7　　2 時間 45 分
　＋　13 時間 22 分
　　　□時間□分

4　　18 時間 36 分
　＋　7 時間 48 分
　　　□時間□分

8　　24 時間 49 分
　－　11 時間 52 分
　　　□時間□分

185日
の答え▶
1 ＋, － 2 －, ＋ 3 ＋, － 4 －, － 5 ＋, ＋ 6 －, ＋ 7 ＋, －
8 －, － 9 －, ＋ 10 ＋, － 11 ＋, ＋ 12 －, ＋ 13 ＋, － 14 －, ＋
15 ＋, ＋ 16 －, ＋ 17 －, － 18 ＋, ＋ 19 ＋, － 20 －, －

□にあてはまる数を書きましょう。

1　$2 \times \boxed{} = 2$

2　$\boxed{} + 5 = 8$

3　$10 - \boxed{} = 4$

4　$\boxed{} \div 3 = 2$

5　$5 \times \boxed{} = 15$

6　$\boxed{} \div 9 = 3$

7　$\boxed{} - 12 = 4$

8　$7 + \boxed{} = 11$

9　$16 \div \boxed{} = 4$

10　$\boxed{} \times 3 = 21$

11　$\boxed{} + 11 = 19$

12　$\boxed{} - 4 = 7$

13　$6 \times \boxed{} = 42$

14　$\boxed{} \div 1 = 9$

15　$13 - \boxed{} = 3$

16　$14 + \boxed{} = 22$

17　$\boxed{} + 6 = 15$

18　$\boxed{} \div 8 = 5$

19　$3 \times \boxed{} = 9$

20　$\boxed{} - 17 = 4$

186日
の答え ▶ 1 8, 12　2 1, 2, 10, 19　3 7, 11, 19　4 2, 9
5 3, 12, 7　6 10, 12, 22, 31
※上段から下段、左から右の順です。

191

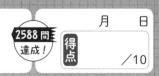

できるだけ早く足し算をしましょう。数字をメモして計算してもOKです。

1 $3 + 6 + 4 + 5 + 6 + 3 + 4 + 2 + 9 + 1 =$

2 $8 + 7 + 5 + 3 + 1 + 2 + 3 + 7 + 4 + 6 =$

3 $6 + 5 + 3 + 7 + 9 + 4 + 8 + 6 + 3 + 1 =$

4 $1 + 8 + 9 + 6 + 2 + 3 + 7 + 2 + 5 + 1 =$

5 $4 + 4 + 2 + 5 + 3 + 6 + 7 + 3 + 9 + 2 =$

6 $5 + 6 + 9 + 6 + 3 + 2 + 8 + 1 + 4 + 7 =$

7 $6 + 2 + 6 + 3 + 5 + 4 + 1 + 5 + 4 + 3 =$

8 $7 + 8 + 5 + 9 + 6 + 5 + 7 + 8 + 6 + 5 =$

9 $4 + 3 + 6 + 2 + 5 + 7 + 4 + 2 + 1 + 4 =$

10 $9 + 5 + 7 + 5 + 6 + 8 + 7 + 4 + 9 + 8 =$

187日▶ 1 24, 57 2 29, 15 3 13, 45 4 26, 24
の答え▶ 5 31, 56 6 5, 3 7 16, 7 8 12, 57

192

次の計算をしましょう。

1　9 × 8 =

2　10 − 4 − 3 =

3　16 − 9 + 2 =

4　4 ÷ 2 =

5　5 + 15 − 3 =

6　16 − 4 =

7　6 − 5 + 13 =

8　3 × 5 =

9　30 ÷ 3 =

10　13 + 7 − 9 =

11　6 + 2 + 9 =

12　11 − 5 + 3 =

13　6 ÷ 1 =

14　15 + 9 =

15　6 + 13 − 4 =

16　3 × 7 =

17　12 − 5 + 1 =

18　54 ÷ 6 =

19　18 − 9 − 2 =

20　4 × 8 =

188日
の答え▶ 1 1　2 3　3 6　4 6　5 3　6 27　7 16　8 4　9 4　10 7
11 8　12 11　13 7　14 9　15 10　16 8　17 9　18 40　19 3　20 21

193

コインで足し算。合計額はいくらになるでしょう。

1　500　10　50　1　50　1　10　500　□ 円

2　1　100　10　1　10　1　50　10　□ 円

3　10　10　10　50　1　500　10　1　□ 円

4　5　1　10　5　1　5　5　50　□ 円

5　50　50　10　500　100　10　50　100　□ 円

6　10　10　1　100　10　5　10　1　□ 円

7　100　50　50　500　500　500　100　10　□ 円

8　1　10　10　1　1　5　1　50　□ 円

9　10　50　500　1　50　500　5　50　□ 円

10　100　5　50　500　10　5　5　500　□ 円

189日 の答え ▶ ① 43　② 46　③ 52　④ 44　⑤ 45　⑥ 51　⑦ 39　⑧ 66　⑨ 38　⑩ 68

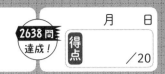

次の計算をしましょう。

1　$4 + 7 + 6 =$ ☐　11　$13 - 4 - 3 =$ ☐

2　$13 - 1 - 3 =$ ☐　12　$16 - 2 + 5 =$ ☐

3　$9 - 4 + 5 =$ ☐　13　$3 + 14 - 5 =$ ☐

4　$3 + 15 - 2 =$ ☐　14　$5 + 2 + 15 =$ ☐

5　$6 + 2 + 7 =$ ☐　15　$19 - 7 - 9 =$ ☐

6　$12 - 4 - 2 =$ ☐　16　$4 + 13 - 8 =$ ☐

7　$8 - 5 + 13 =$ ☐　17　$6 - 5 + 12 =$ ☐

8　$7 + 9 - 6 =$ ☐　18　$24 - 3 - 7 =$ ☐

9　$5 + 1 + 3 =$ ☐　19　$7 + 4 + 5 =$ ☐

10　$6 - 2 + 14 =$ ☐　20　$9 + 3 - 4 =$ ☐

190日▶ 1 72　2 3　3 9　4 2　5 17　6 12　7 14　8 15　9 10　10 11
の答え▶ 11 17　12 9　13 6　14 24　15 15　16 21　17 8　18 9　19 7　20 32

195

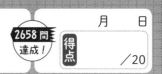
□には、＋か－が入ります。あてはまる符号を書き式を完成させましょう。

1　13 □ 2 □ 5 = 6

2　5 □ 1 □ 5 = 9

3　2 □ 12 □ 1 = 13

4　3 □ 3 □ 2 = 8

5　6 □ 4 □ 13 = 15

6　11 □ 5 □ 9 = 7

7　9 □ 2 □ 2 = 5

8　4 □ 10 □ 4 = 10

9　8 □ 2 □ 3 = 9

10　7 □ 5 □ 1 = 11

11　6 □ 5 □ 6 = 7

12　3 □ 11 □ 2 = 12

13　1 □ 5 □ 4 = 2

14　10 □ 4 □ 3 = 3

15　2 □ 2 □ 5 = 9

16　4 □ 9 □ 3 = 10

17　5 □ 3 □ 6 = 8

18　9 □ 4 □ 2 = 7

19　12 □ 5 □ 9 = 8

20　6 □ 2 □ 10 = 14

191日▶ 1 1122　2 183　3 592　4 82　5 870
の答え 6 147　7 1810　8 79　9 1166　10 1175

196

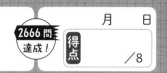

□にあてはまる数を書きましょう。

1
```
    □ 5
 －  2 □
 ───────
    3 1
```

5
```
    2 □
 ＋  □ 6
 ───────
    5 3
```

2
```
    □ 4
 ＋  1 □
 ───────
    6 7
```

6
```
    9 4
 ＋  □ 8
 ───────
  1 1 □
```

3
```
    □ 2
 －  3 4
 ───────
    2 □
```

7
```
    6 □
 ＋  □ 4
 ───────
    9 5
```

4
```
    □ 5
 ＋  4 8
 ───────
  1 1 □
```

8
```
    □ 0
 －  3 □
 ───────
    3 8
```

192日▶
の答え　1 17　2 9　3 10　4 16　5 15　6 6　7 16　8 10　9 9　10 18　11 6　12 19　13 12　14 22　15 3　16 9　17 13　18 14　19 16　20 8

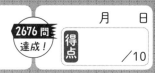

できるだけ早く足し算をしましょう。数字をメモして計算してもOKです。

1　$5 + 9 + 6 + 5 + 4 + 2 + 8 + 1 + 5 + 7 =$

2　$2 + 4 + 7 + 1 + 5 + 2 + 6 + 9 + 8 + 4 =$

3　$9 + 1 + 2 + 8 + 7 + 6 + 4 + 8 + 5 + 3 =$

4　$4 + 8 + 9 + 6 + 3 + 7 + 8 + 5 + 7 + 2 =$

5　$8 + 5 + 7 + 9 + 4 + 8 + 6 + 9 + 5 + 8 =$

6　$1 + 4 + 3 + 9 + 5 + 2 + 4 + 3 + 7 + 6 =$

7　$7 + 8 + 4 + 3 + 6 + 8 + 7 + 9 + 5 + 9 =$

8　$3 + 4 + 2 + 6 + 1 + 5 + 3 + 2 + 6 + 7 =$

9　$6 + 5 + 3 + 4 + 6 + 7 + 8 + 9 + 3 + 5 =$

10　$7 + 1 + 9 + 6 + 2 + 1 + 9 + 2 + 9 + 8 =$

193日
の答え▶

1 －, － 2 －, ＋ 3 ＋, － 4 ＋, ＋ 5 －, ＋ 6 ＋, － 7 －, －
8 ＋, － 9 －, ＋ 10 ＋, － 11 －, ＋ 12 ＋, － 13 ＋, － 14 －, －
15 ＋, ＋ 16 ＋, － 17 －, ＋ 18 －, ＋ 19 ＋, － 20 －, ＋

198

次の計算をしましょう。

1
```
    3  7
 +  2  4
 _____
```

5
```
    7  2
 -  1  9
 _____
```

2
```
    1  6
 +  5  1
 _____
```

6
```
    5  3
 +  5  2
 _____
```

3
```
    6  7
 -  2  3
 _____
```

7
```
    2  1
 -  1  8
 _____
```

4
```
    4  8
 +  3  5
 _____
```

8
```
    3  2
 +  6  8
 _____
```

194日の答え▶ 1 5, 4　2 5, 3　3 6, 8　4 6, 3　5 7, 2　6 1, 2　7 1, 3　8 7, 2
※上段、下段の順です。

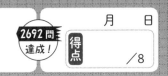
時間の筆算です。□時間□分と答えましょう。

1　　　17 時間 22 分

　　＋ 12 時間 34 分

　　　□時間□分

2　　　 5 時間 11 分

　　＋ 11 時間 56 分

　　　□時間□分

3　　　13 時間 15 分

　　－ 6 時間 9 分

　　　□時間□分

4　　　21 時間 13 分

　　＋ 8 時間 57 分

　　　□時間□分

5　　　15 時間 31 分

　　＋ 14 時間 45 分

　　　□時間□分

6　　　18 時間 28 分

　　－ 7 時間 48 分

　　　□時間□分

7　　　16 時間 25 分

　　＋ 21 時間 54 分

　　　□時間□分

8　　　28 時間 5 分

　　－ 19 時間 26 分

　　　□時間□分

195日
の答え ▶ ①52 ②48 ③53 ④59 ⑤69 ⑥44 ⑦66 ⑧39 ⑨56 ⑩54

次の計算をしましょう。

1　$6 + 7 - 4 =$ ☐　　11　$9 - 5 + 8 =$ ☐

2　$2 \times 5 =$ ☐　　12　$15 + 6 =$ ☐

3　$4 + 7 + 6 =$ ☐　　13　$20 - 7 - 3 =$ ☐

4　$63 \div 7 =$ ☐　　14　$15 \times 2 =$ ☐

5　$15 - 3 - 9 =$ ☐　　15　$3 + 14 - 5 =$ ☐

6　$18 - 6 =$ ☐　　16　$36 \div 4 =$ ☐

7　$13 - 8 + 2 =$ ☐　　17　$6 + 3 + 5 =$ ☐

8　$3 \div 3 =$ ☐　　18　$17 - 9 =$ ☐

9　$5 + 12 - 9 =$ ☐　　19　$16 - 5 + 2 =$ ☐

10　$8 \times 3 =$ ☐　　20　$18 + 6 =$ ☐

196日
の答え ▶ 1 61　2 67　3 44　4 83　5 53　6 105　7 3　8 100

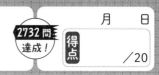

次の計算をしましょう。

1　7 + 2 − 5 =

2　6 + 8 + 3 =

3　10 − 4 − 1 =

4　9 − 2 + 7 =

5　5 + 8 − 3 =

6　12 − 7 + 9 =

7　1 + 13 − 5 =

8　18 − 7 + 6 =

9　2 + 5 + 11 =

10　3 + 9 − 4 =

11　20 − 3 − 5 =

12　6 − 1 + 16 =

13　4 + 14 − 5 =

14　1 + 3 + 8 =

15　11 − 9 + 6 =

16　5 + 14 − 9 =

17　21 − 4 − 8 =

18　7 + 17 − 6 =

19　5 − 2 + 13 =

20　4 + 9 + 6 =

197日 の答え▶ 1 29, 56 2 17, 7 3 7, 6 4 30, 10
5 30, 16 6 10, 40 7 38, 19 8 8, 39

2752問達成！

得点 ／20

月　日

□には、＋か−が入ります。あてはまる符号を書き式を完成させましょう。

1　9 □ 7 □ 2 = 14

2　10 □ 1 □ 6 = 3

3　2 □ 5 □ 4 = 11

4　6 □ 7 □ 9 = 4

5　8 □ 4 □ 12 = 16

6　11 □ 6 □ 3 = 8

7　1 □ 9 □ 2 = 12

8　5 □ 8 □ 6 = 7

9　7 □ 3 □ 5 = 9

10　12 □ 4 □ 3 = 5

11　6 □ 3 □ 5 = 8

12　13 □ 5 □ 9 = 9

13　3 □ 10 □ 8 = 5

14　5 □ 1 □ 7 = 11

15　2 □ 9 □ 3 = 14

16　4 □ 13 □ 1 = 16

17　12 □ 2 □ 5 = 5

18　7 □ 4 □ 12 = 15

19　1 □ 6 □ 4 = 11

20　8 □ 13 □ 9 = 12

□にあてはまる数を書きましょう。

1　□ + 4 = 8

2　24 ÷ □ = 4

3　5 × □ = 25

4　□ − 7 = 14

5　6 + □ = 8

6　□ × 2 = 16

7　13 + □ = 20

8　35 ÷ □ = 7

9　□ + 4 = 12

10　2 × □ = 14

11　20 − □ = 4

12　□ ÷ 7 = 7

13　9 × □ = 45

14　15 + □ = 24

15　□ − 3 = 13

16　□ ÷ 2 = 9

17　23 − □ = 12

18　8 + □ = 18

19　□ ÷ 4 = 9

20　□ × 5 = 35

199日 ▶ の答え　1 4　2 17　3 5　4 14　5 10　6 14　7 9　8 17　9 18　10 8
11 12　12 21　13 13　14 12　15 8　16 10　17 9　18 18　19 16　20 19

コインで足し算。合計額はいくらになるでしょう。

1　5　1　10　5　50　10　1　5　□円

2　100　10　500　100　10　500　1　100　□円

3　50　5　50　100　5　50　100　5　□円

4　1　10　50　5　10　1　5　1　□円

5　500　100　100　50　100　1　500　10　□円

6　10　500　10　5　500　10　1　500　□円

7　100　10　5　100　10　1　1　10　□円

8　50　1　10　10　1　50　500　5　□円

9　5　5　10　100　5　10　5　1　□円

10　500　10　100　50　1　50　10　100　□円

200日
の答え ▶ 1 +, － 2 －, － 3 +, + 4 +, － 5 －, + 6 －, + 7 +, +
8 +, － 9 －, + 10 －, － 11 －, + 12 +, － 13 +, － 14 －, +
15 +, + 16 +, － 17 －, － 18 －, + 19 +, + 20 +, －

次の計算をしましょう。

1　$2 \times 2 =$

2　$81 \div 9 =$

3　$5 + 7 - 4 =$

4　$15 - 8 =$

5　$12 \div 3 =$

6　$16 - 4 + 5 =$

7　$18 + 8 - 7 =$

8　$17 \times 2 =$

9　$13 - 6 - 1 =$

10　$19 + 5 =$

11　$9 + 15 - 9 =$

12　$5 \times 6 =$

13　$7 \div 7 =$

14　$6 + 3 - 2 =$

15　$19 - 6 - 9 =$

16　$3 + 18 =$

17　$6 + 5 - 1 =$

18　$48 \div 8 =$

19　$5 + 12 + 6 =$

20　$4 \times 8 =$

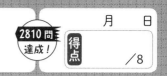
時間の筆算です。□時間□分と答えましょう。

1
```
    7 時間 10 分
  − 2 時間 15 分
  ───────────────
    □ 時間 □ 分
```

5
```
    9 時間 16 分
  + 2 時間 34 分
  ───────────────
    □ 時間 □ 分
```

2
```
     3 時間 25 分
  + 11 時間 12 分
  ───────────────
    □ 時間 □ 分
```

6
```
   13 時間 10 分
  − 7 時間 26 分
  ───────────────
    □ 時間 □ 分
```

3
```
    9 時間 35 分
  − 4 時間 22 分
  ───────────────
    □ 時間 □ 分
```

7
```
    8 時間  8 分
  + 11 時間 58 分
  ───────────────
    □ 時間 □ 分
```

4
```
   10 時間 15 分
  + 5 時間 50 分
  ───────────────
    □ 時間 □ 分
```

8
```
   12 時間 46 分
  + 1 時間 47 分
  ───────────────
    □ 時間 □ 分
```

202日の答え▶ ① 87 ② 1321 ③ 365 ④ 83 ⑤ 1361
⑥ 1536 ⑦ 237 ⑧ 627 ⑨ 141 ⑩ 821

計算をして、答えを数字で書きましょう。文字を数字で書いて計算してもOKです。

① にじゅうさん ＋ 三十九 － ジュウヨン ＝ ☐

② 十四 ＋ さんじゅうろく － 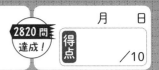 ＝ ☐

③ はちじゅうご － 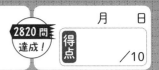 － ニジュウヨン ＝ ☐

④ 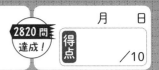 ＋ サンジュウイチ ＋ 十七 ＝ ☐

⑤ 六十一 ＋ じゅうさん － 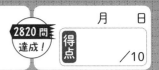 ＝ ☐

⑥ にじゅうはち － 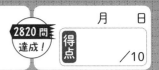 ＋ サンジュウサン ＝ ☐

⑦ 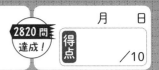 ＋ 五十五 － ヨンジュウサン ＝ ☐

⑧ ジュウキュウ ＋ にじゅうよん － 三十九 ＝ ☐

⑨ ななじゅうに － 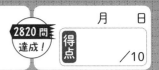 － ゴジュウロク ＝ ☐

⑩ 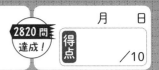 ＋ 四十七 － にじゅうご ＝ ☐

203日の答え▶ ①4 ②9 ③8 ④7 ⑤4 ⑥17 ⑦19 ⑧34 ⑨6 ⑩24
⑪15 ⑫30 ⑬1 ⑭7 ⑮4 ⑯21 ⑰10 ⑱6 ⑲23 ⑳32

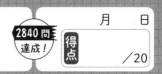

□には、＋か－が入ります。あてはまる符号を書き式を完成させましょう。

1　5 □ 4 □ 2 = 7

2　7 □ 3 □ 8 = 12

3　8 □ 1 □ 5 = 2

4　3 □ 5 □ 2 = 10

5　11 □ 6 □ 4 = 9

6　1 □ 7 □ 3 = 5

7　9 □ 2 □ 4 = 11

8　4 □ 5 □ 1 = 8

9　10 □ 2 □ 5 = 13

10　12 □ 4 □ 5 = 3

11　6 □ 3 □ 3 = 12

12　5 □ 7 □ 4 = 8

13　13 □ 6 □ 2 = 9

14　2 □ 4 □ 3 = 3

15　7 □ 1 □ 6 = 12

16　14 □ 3 □ 4 = 7

17　4 □ 2 □ 3 = 9

18　5 □ 9 □ 7 = 7

19　6 □ 1 □ 3 = 8

20　2 □ 3 □ 9 = 14

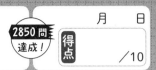
できるだけ早く足し算をしましょう。数字をメモして計算してもOKです。

1. $7 + 2 + 9 + 4 + 3 + 8 + 6 + 5 + 9 + 3 =$

2. $9 + 5 + 8 + 5 + 6 + 9 + 7 + 8 + 4 + 7 =$

3. $2 + 3 + 5 + 4 + 7 + 6 + 3 + 2 + 8 + 4 =$

4. $5 + 9 + 6 + 7 + 8 + 5 + 2 + 3 + 4 + 6 =$

5. $1 + 4 + 3 + 5 + 3 + 2 + 6 + 7 + 9 + 8 =$

6. $8 + 5 + 7 + 6 + 4 + 2 + 8 + 9 + 5 + 3 =$

7. $4 + 9 + 5 + 2 + 6 + 3 + 7 + 8 + 6 + 2 =$

8. $6 + 5 + 3 + 8 + 5 + 9 + 1 + 2 + 4 + 7 =$

9. $1 + 4 + 2 + 9 + 3 + 1 + 6 + 7 + 2 + 5 =$

10. $5 + 9 + 8 + 2 + 3 + 6 + 7 + 5 + 3 + 4 =$

205日の答え▶ 1 48　2 45　3 58　4 54　5 69　6 56　7 14　8 4　9 12　10 25

次の計算をしましょう。

1
```
    3  8
 -  1  2
 ────────
```

5
```
    9  1
 +  5  2
 ────────
```

2
```
    4  3
 +  2  3
 ────────
```

6
```
    7  5
 -  1  7
 ────────
```

3
```
    6  7
 -  2  7
 ────────
```

7
```
    6  4
 +  2  8
 ────────
```

4
```
    1  8
 +  3  4
 ────────
```

8
```
    5  3
 -  2  6
 ────────
```

206日
の答え▶
1 +, - 2 -, + 3 -, - 4 +, + 5 -, + 6 +, - 7 -, +
8 +, - 9 -, + 10 +, - 11 +, + 12 +, - 13 -, + 14 +, -
15 -, + 16 -, - 17 +, + 18 +, - 19 -, + 20 +, +

211

次の計算をしましょう。

1. $3 \times 3 = $

2. $15 - 2 - 8 = $

3. $56 \div 8 = $

4. $4 + 7 - 5 = $

5. $8 + 11 + 3 = $

6. $25 - 9 = $

7. $9 \times 1 = $

8. $13 - 5 + 7 = $

9. $2 + 16 - 8 = $

10. $22 \div 2 = $

11. $3 + 1 + 17 = $

12. $6 \times 2 = $

13. $1 + 13 - 8 = $

14. $16 \div 2 = $

15. $7 + 15 = $

16. $3 \times 12 = $

17. $9 - 5 + 8 = $

18. $4 + 16 - 2 = $

19. $15 \div 5 = $

20. $6 + 17 - 7 = $

207日の答え ▶ 1 56　2 68　3 44　4 55　5 48　6 57　7 52　8 50　9 40　10 52

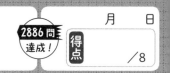
□にあてはまる数を書きましょう。

1)
```
    1   5
  +   □   2
  ─────────
    3   □
```

5)
```
    □   5
  +   6   □
  ─────────
  1   4   2
```

2)
```
    □   7
  −   4   □
  ─────────
    4   5
```

6)
```
    3   □
  +   □   6
  ─────────
    6   1
```

3)
```
    □   3
  +   6   8
  ─────────
  1   5   □
```

7)
```
    9   □
  −   4   5
  ─────────
    □   5
```

4)
```
    7   □
  +   □   8
  ─────────
    9   0
```

8)
```
    □   2
  +   3   □
  ─────────
    7   8
```

□には、＋か－が入ります。あてはまる符号を書き式を完成させましょう。

1　6 □ 9 □ 7 = 8

2　10 □ 1 □ 4 = 5

3　2 □ 3 □ 5 = 10

4　7 □ 2 □ 4 = 9

5　3 □ 5 □ 1 = 7

6　9 □ 8 □ 3 = 14

7　13 □ 6 □ 1 = 8

8　7 □ 1 □ 5 = 1

9　4 □ 11 □ 6 = 9

10　12 □ 7 □ 8 = 13

11　9 □ 6 □ 4 = 7

12　5 □ 8 □ 3 = 10

13　4 □ 2 □ 7 = 9

14　6 □ 1 □ 5 = 12

15　3 □ 11 □ 8 = 6

16　8 □ 4 □ 9 = 13

17　10 □ 3 □ 6 = 7

18　15 □ 8 □ 7 = 14

19　9 □ 1 □ 2 = 6

20　5 □ 4 □ 10 = 11

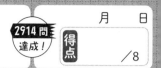
時間の筆算です。□時間□分と答えましょう。

1 　　3　時間　20　分
　　＋　8　時間　17　分
　　　□時間□分

5 　　19　時間　25　分
　　－　13　時間　38　分
　　　□時間□分

2 　　10　時間　30　分
　　－　4　時間　26　分
　　　□時間□分

6 　　17　時間　19　分
　　＋　6　時間　57　分
　　　□時間□分

3 　　15　時間　18　分
　　＋　5　時間　19　分
　　　□時間□分

7 　　12　時間　33　分
　　＋　16　時間　26　分
　　　□時間□分

4 　　7　時間　23　分
　　＋　11　時間　49　分
　　　□時間□分

8 　　16　時間　16　分
　　－　6　時間　42　分
　　　□時間□分

210日
の答え▶

1 2, 7　2 8, 2　3 8, 1　4 2, 1
5 7, 7　6 5, 2　7 0, 4　8 4, 6
※上段、下段の順です。

215

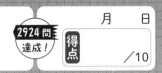

コインで足し算。合計額はいくらになるでしょう。

1 (10) (1) (100) (5) (10) (500) (5) (10) □ 円

2 (100) (50) (10) (100) (10) (5) (100) (5) □ 円

3 (5) (1) (10) (5) (5) (1) (50) (1) □ 円

4 (50) (10) (5) (10) (1) (10) (1) (10) □ 円

5 (500) (100) (100) (500) (100) (5) (1) (50) □ 円

6 (1) (50) (100) (50) (10) (50) (10) (500) □ 円

7 (10) (1) (5) (500) (1) (5) (50) (5) □ 円

8 (100) (500) (50) (50) (500) (10) (500) (10) □ 円

9 (50) (10) (100) (5) (10) (100) (5) (100) □ 円

10 (1) (100) (1) (50) (500) (50) (1) (10) □ 円

211日 の答え ▶
1 ＋，－ 2 －，－ 3 ＋，＋ 4 －，＋ 5 ＋，－ 6 ＋，－ 7 －，＋
8 －，－ 9 ＋，－ 10 －，＋ 11 －，＋ 12 ＋，－ 13 －，＋ 14 ＋，＋
15 ＋，－ 16 －，＋ 17 ＋，－ 18 －，＋ 19 －，－ 20 －，＋

次の計算をしましょう。

1
```
    2  8
+   3  2
─────────
```

5
```
    7  1
-   2  5
─────────
```

2
```
    4  6
-   1  5
─────────
```

6
```
    3  7
+   8  3
─────────
```

3
```
    5  2
+   9  1
─────────
```

7
```
    1  4
+   2  2
─────────
```

4
```
    6  3
-   2  3
─────────
```

8
```
    3  6
+   7  5
─────────
```

212日の答え▶ 1 11, 37 2 6, 4 3 20, 37 4 19, 12
5 5, 47 6 24, 16 7 28, 59 8 9, 34

できるだけ早く足し算をしましょう。数字をメモして計算してもOKです。

1 $9 + 2 + 4 + 3 + 5 + 1 + 7 + 2 + 3 + 8 =$

2 $1 + 4 + 5 + 6 + 7 + 3 + 2 + 1 + 4 + 2 =$

3 $4 + 3 + 8 + 1 + 5 + 2 + 6 + 9 + 3 + 7 =$

4 $6 + 8 + 9 + 3 + 2 + 7 + 3 + 5 + 6 + 1 =$

5 $7 + 2 + 5 + 7 + 9 + 8 + 6 + 4 + 5 + 3 =$

6 $8 + 3 + 4 + 6 + 7 + 9 + 2 + 8 + 3 + 1 =$

7 $3 + 7 + 4 + 5 + 2 + 1 + 6 + 9 + 8 + 7 =$

8 $2 + 4 + 8 + 2 + 1 + 5 + 7 + 3 + 9 + 6 =$

9 $7 + 5 + 2 + 8 + 4 + 3 + 6 + 9 + 5 + 9 =$

10 $6 + 8 + 4 + 6 + 8 + 5 + 9 + 4 + 2 + 5 =$

213日
の答え ▶ 1 641　2 380　3 78　4 97　5 1356
　　　　6 771　7 577　8 1720　9 380　10 713

次の計算をしましょう。

1. $9 - 2 - 3 =$ ☐

11. $10 - 5 + 9 =$ ☐

2. $6 - 1 + 7 =$ ☐

12. $1 + 7 + 12 =$ ☐

3. $2 + 5 + 6 =$ ☐

13. $6 - 5 + 1 =$ ☐

4. $4 + 8 - 1 =$ ☐

14. $8 + 13 - 7 =$ ☐

5. $13 - 4 + 8 =$ ☐

15. $22 - 6 - 4 =$ ☐

6. $6 + 9 - 3 =$ ☐

16. $3 + 5 + 5 =$ ☐

7. $5 + 11 - 6 =$ ☐

17. $9 + 7 - 12 =$ ☐

8. $7 - 4 + 12 =$ ☐

18. $17 - 9 + 2 =$ ☐

9. $8 + 5 + 3 =$ ☐

19. $2 + 13 - 8 =$ ☐

10. $15 - 9 - 4 =$ ☐

20. $11 - 4 + 7 =$ ☐

217日 ＋－の符号入れ

2982問 達成！

得点 ／20

月 日

□には、＋か－が入ります。あてはまる符号を書き式を完成させましょう。

1 2 □ 5 □ 3 = 10

2 8 □ 6 □ 4 = 6

3 10 □ 3 □ 5 = 2

4 7 □ 2 □ 1 = 8

5 5 □ 4 □ 6 = 7

6 13 □ 5 □ 2 = 6

7 2 □ 12 □ 3 = 11

8 6 □ 1 □ 4 = 9

9 12 □ 3 □ 8 = 7

10 15 □ 4 □ 1 = 10

11 5 □ 3 □ 2 = 4

12 9 □ 6 □ 3 = 12

13 12 □ 4 □ 7 = 9

14 4 □ 2 □ 5 = 11

15 8 □ 5 □ 7 = 6

16 10 □ 8 □ 3 = 5

17 3 □ 13 □ 8 = 8

18 11 □ 4 □ 4 = 3

19 7 □ 1 □ 6 = 12

20 5 □ 5 □ 3 = 7

215日 の答え ▶ 1 44 2 35 3 48 4 50 5 56 6 51 7 52 8 47 9 58 10 57

220

次の計算をしましょう。

1　12 − 6 + 5 = ☐　　11　10 − 1 − 4 = ☐

2　8 ÷ 4 = ☐　　12　16 − 7 + 3 = ☐

3　1 + 5 + 7 = ☐　　13　8 × 6 = ☐

4　7 × 4 = ☐　　14　14 − 5 = ☐

5　16 − 3 − 2 = ☐　　15　6 + 13 + 7 = ☐

6　9 + 13 = ☐　　16　24 ÷ 2 = ☐

7　15 − 4 + 5 = ☐　　17　22 − 5 + 3 = ☐

8　3 + 12 − 8 = ☐　　18　4 × 4 = ☐

9　6 × 5 = ☐　　19　5 + 18 − 4 = ☐

10　14 ÷ 2 = ☐　　20　2 + 19 = ☐

216日の答え▶ 1 4　2 12　3 13　4 11　5 17　6 12　7 10　8 15　9 16　10 2　11 14　12 20　13 2　14 14　15 12　16 13　17 4　18 10　19 7　20 14

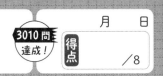

□にあてはまる数を書きましょう。

1　　3 □
　+ □ 7
　─────
　　6 9

5　　8 □
　+ □ 8
　─────
　1 2 5

2　□ 6
　+ 5 □
　─────
　9 2

6　1 9
　+ □ 3
　─────
　5 □

3　□ 3
　- 4 1
　─────
　2 □

7　□ 4
　+ 7 □
　─────
　9 0

4　6 □
　+ □ 5
　─────
　1 0 3

8　□ 0
　- 6 4
　─────
　1 □

217日の答え▶
1 +, + 2 -, + 3 -, - 4 +, - 5 -, + 6 -, - 7 +, -
8 -, + 9 +, - 10 -, - 11 -, + 12 +, - 13 +, - 14 +, +
15 +, - 16 -, + 17 +, - 18 -, - 19 -, + 20 +, -

できるだけ早く足し算をしましょう。数字をメモして計算してもOKです。

1 $8 + 2 + 4 + 5 + 7 + 3 + 6 + 2 + 8 + 9 =$

2 $5 + 7 + 1 + 2 + 6 + 8 + 4 + 5 + 2 + 3 =$

3 $7 + 4 + 8 + 5 + 3 + 2 + 6 + 4 + 3 + 5 =$

4 $6 + 7 + 2 + 3 + 8 + 4 + 9 + 6 + 7 + 8 =$

5 $1 + 5 + 9 + 7 + 2 + 4 + 2 + 3 + 9 + 3 =$

6 $4 + 2 + 7 + 5 + 8 + 1 + 6 + 4 + 8 + 1 =$

7 $3 + 9 + 6 + 2 + 5 + 3 + 4 + 7 + 8 + 1 =$

8 $6 + 8 + 3 + 9 + 2 + 5 + 6 + 9 + 4 + 5 =$

9 $8 + 5 + 2 + 6 + 3 + 4 + 1 + 6 + 9 + 8 =$

10 $2 + 7 + 4 + 1 + 3 + 5 + 2 + 4 + 6 + 2 =$

218日の答え ▶ 1 11　2 2　3 13　4 28　5 11　6 22　7 16　8 7　9 30　10 7　11 5　12 12　13 48　14 9　15 26　16 12　17 20　18 16　19 19　20 21

223

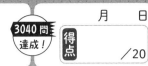

□にあてはまる数を書きましょう。

1　$9 \times \boxed{} = 81$　　11　$\boxed{} \div 8 = 1$

2　$\boxed{} + 7 = 14$　　12　$\boxed{} \times 7 = 21$

3　$15 - \boxed{} = 7$　　13　$19 - \boxed{} = 6$

4　$\boxed{} \div 2 = 5$　　14　$\boxed{} + 3 = 14$

5　$6 + \boxed{} = 12$　　15　$8 \times \boxed{} = 56$

6　$\boxed{} - 11 = 3$　　16　$\boxed{} \div 3 = 5$

7　$\boxed{} \times 6 = 24$　　17　$17 - \boxed{} = 13$

8　$54 \div \boxed{} = 9$　　18　$\boxed{} + 9 = 16$

9　$\boxed{} - 13 = 4$　　19　$6 \times \boxed{} = 12$

10　$22 - \boxed{} = 8$　　20　$\boxed{} \div 1 = 4$

219日
の答え▶
1 2, 3　2 3, 6　3 6, 2　4 8, 3
5 7, 3　6 3, 2　7 1, 6　8 8, 6
※上段、下段の順です。

224

次の計算をしましょう。

1
```
    3  1
-   1  0
--------
```

5
```
    7  2
+   1  6
--------
```

2
```
    5  4
+   2  5
--------
```

6
```
    2  5
-   1  1
--------
```

3
```
    1  7
+   2  7
--------
```

7
```
    6  3
+   4  8
--------
```

4
```
    6  3
+   6  4
--------
```

8
```
    5  1
-   1  3
--------
```

220日 の答え ▶ 1 54　2 43　3 47　4 60　5 45　6 46　7 48　8 57　9 52　10 36

3068問達成！

得点 ／20

月 日

□には、＋か－が入ります。あてはまる符号を書き式を完成させましょう。

1 11 □ 7 □ 3 ＝ 7

2 2 □ 5 □ 4 ＝ 3

3 6 □ 2 □ 2 ＝ 10

4 3 □ 1 □ 11 ＝ 13

5 10 □ 4 □ 5 ＝ 1

6 7 □ 7 □ 3 ＝ 11

7 4 □ 12 □ 9 ＝ 7

8 5 □ 2 □ 6 ＝ 9

9 14 □ 5 □ 1 ＝ 8

10 8 □ 3 □ 5 ＝ 6

11 7 □ 3 □ 8 ＝ 12

12 12 □ 6 □ 1 ＝ 7

13 5 □ 8 □ 11 ＝ 2

14 9 □ 5 □ 2 ＝ 6

15 3 □ 3 □ 5 ＝ 11

16 15 □ 2 □ 8 ＝ 9

17 18 □ 6 □ 7 ＝ 5

18 8 □ 4 □ 6 ＝ 10

19 11 □ 5 □ 9 ＝ 7

20 4 □ 12 □ 3 ＝ 13

221日▶ の答え
1 9 2 7 3 8 4 10 5 6 6 14 7 4 8 6 9 17 10 14
11 8 12 3 13 13 14 11 15 7 16 15 17 4 18 7 19 2 20 4

コインで足し算。合計額はいくらになるでしょう。

1. (500) (1) (5) (100) (1) (50) (100) (10) ☐ 円

2. (10) (100) (500) (10) (100) (50) (10) (5) ☐ 円

3. (100) (1) (100) (5) (50) (10) (100) (1) ☐ 円

4. (1) (10) (5) (1) (10) (5) (1) (10) ☐ 円

5. (50) (100) (500) (50) (100) (50) (100) (500) ☐ 円

6. (5) (10) (50) (5) (1) (100) (10) (50) ☐ 円

7. (500) (5) (1) (5) (50) (1) (5) (10) ☐ 円

8. (500) (1) (10) (1) (5) (1) (500) (10) ☐ 円

9. (100) (50) (5) (100) (50) (1) (10) (50) ☐ 円

10. (1) (500) (1) (500) (1) (500) (1) (500) ☐ 円

222日の答え ▶ ①21 ②79 ③44 ④127 ⑤88 ⑥14 ⑦111 ⑧38

次の計算をしましょう。

1 $5 \div 1 =$

2 $13 - 8 =$

3 $16 - 9 + 4 =$

4 $3 \times 5 =$

5 $4 + 17 - 3 =$

6 $36 \div 6 =$

7 $10 - 4 + 7 =$

8 $5 + 13 - 6 =$

9 $25 - 7 =$

10 $16 \div 8 =$

11 $7 + 2 + 3 =$

12 $13 \times 2 =$

13 $49 \div 7 =$

14 $12 + 4 - 5 =$

15 $6 + 16 - 8 =$

16 $8 + 15 =$

17 $21 - 9 + 6 =$

18 $27 \div 9 =$

19 $14 + 5 - 3 =$

20 $2 \times 3 =$

223日
の答え▶

1 −, + 2 +, − 3 +, + 4 −, + 5 −, − 6 +, − 7 +, −
8 −, + 9 −, − 10 +, − 11 −, + 12 −, + 13 +, − 14 −, +
15 +, + 16 +, − 17 −, − 18 −, + 19 +, − 20 +, −

228

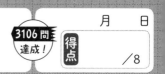
□にあてはまる数を書きましょう。

1
```
    3  □
 +  2  1
 ───────
    □  5
```

5
```
    1  □
 + □  8
 ───────
    7  6
```

2
```
   □  4
 -  4  □
 ───────
    1  2
```

6
```
   □  3
 + 2  7
 ───────
  1 0  □
```

3
```
    6  □
 + □  7
 ───────
  1 5  8
```

7
```
    3  4
 + 3  □
 ───────
   □  2
```

4
```
   □  5
 + 3  □
 ───────
    7  2
```

8
```
    8  □
 - □  7
 ───────
    1  3
```

計算をして、答えを数字で書きましょう。文字を数字で書いて計算してもOKです。

1　⊡ ＋ さんじゅうさん － ニジュウロク ＝ □

2　四十五 － ジュウハチ － ⊡ ＝ □

3　ろくじゅう － ⊞ ＋ 三十九 ＝ □

4　⊡ ＋ 二十三 － じゅうご ＝ □

5　ナナジュウイチ － ごじゅうに － ⊡ ＝ □

6　二十七 ＋ ジュウゴ ＋ ⊡ ＝ □

7　よんじゅうさん － ニジュウ － ⊞ ＝ □

8　ジュウハチ ＋ にじゅうよん － 三十四 ＝ □

9　六十六 － ⊡ － サンジュウキュウ ＝ □

10　⊡ ＋ ごじゅう － ニジュウイチ ＝ □

225日
の答え▶ 1 5 2 5 3 11 4 15 5 18 6 6 7 13 8 12 9 18 10 2
11 12 12 26 13 7 14 11 15 14 16 23 17 18 18 3 19 16 20 6

次の計算をしましょう。

①		3	3
	+	1	4

⑤		6	1
	−	2	5

②		6	5
	−	2	2

⑥		5	3
	+	8	4

③		7	1
	+	8	5

⑦		4	2
	−	2	8

④		5	3
	−	3	6

⑧		1	7
	+	3	9

226日
の答え ▶ ①4, 5 ②5, 2 ③1, 9 ④3, 7
⑤8, 5 ⑥7, 0 ⑦8, 7 ⑧0, 6
※上段、下段の順です。

□には、＋か－が入ります。あてはまる符号を書き式を完成させましょう。

1 9 □ 2 □ 2 = 5

2 12 □ 8 □ 3 = 7

3 6 □ 7 □ 4 = 9

4 5 □ 3 □ 6 = 8

5 3 □ 4 □ 7 = 14

6 8 □ 11 □ 9 = 10

7 7 □ 2 □ 4 = 9

8 13 □ 9 □ 1 = 5

9 6 □ 6 □ 8 = 4

10 9 □ 4 □ 3 = 8

11 7 □ 1 □ 3 = 9

12 10 □ 5 □ 9 = 6

13 8 □ 3 □ 2 = 3

14 4 □ 1 □ 12 = 15

15 5 □ 2 □ 4 = 11

16 3 □ 13 □ 8 = 8

17 9 □ 5 □ 3 = 7

18 2 □ 2 □ 5 = 9

19 11 □ 6 □ 7 = 10

20 8 □ 4 □ 7 = 11

227日の答え▶ 1 9　2 24　3 93　4 11　5 14　6 43　7 17　8 8　9 23　10 30

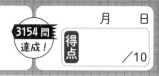
できるだけ早く足し算をしましょう。数字をメモして計算してもOKです。

① $6 + 3 + 7 + 8 + 4 + 2 + 9 + 1 + 3 + 6 =$

② $9 + 1 + 5 + 4 + 2 + 3 + 8 + 6 + 7 + 5 =$

③ $2 + 6 + 3 + 5 + 4 + 7 + 2 + 4 + 9 + 3 =$

④ $8 + 3 + 5 + 6 + 7 + 3 + 2 + 8 + 9 + 5 =$

⑤ $1 + 6 + 7 + 9 + 4 + 8 + 9 + 2 + 6 + 2 =$

⑥ $5 + 7 + 9 + 3 + 8 + 5 + 2 + 6 + 9 + 8 =$

⑦ $6 + 3 + 4 + 9 + 5 + 8 + 5 + 3 + 9 + 7 =$

⑧ $5 + 2 + 4 + 7 + 4 + 3 + 8 + 1 + 5 + 9 =$

⑨ $7 + 1 + 3 + 5 + 7 + 5 + 4 + 8 + 6 + 1 =$

⑩ $9 + 5 + 3 + 2 + 4 + 6 + 7 + 1 + 8 + 6 =$

228日の答え▶ ① 47　② 43　③ 156　④ 17　⑤ 36　⑥ 137　⑦ 14　⑧ 56

次の計算をしましょう。

1　$9 - 5 + 7 =$

11　$35 \div 7 =$

2　$12 + 6 - 4 =$

12　$14 - 3 =$

3　$24 \div 3 =$

13　$5 - 3 + 16 =$

4　$7 \times 8 =$

14　$11 \times 5 =$

5　$4 + 11 - 6 =$

15　$17 - 4 - 3 =$

6　$13 - 5 - 5 =$

16　$20 \div 4 =$

7　$63 \div 9 =$

17　$16 - 2 + 8 =$

8　$5 \times 8 =$

18　$2 \times 1 =$

9　$20 - 4 + 7 =$

19　$15 + 6 - 9 =$

10　$5 + 19 =$

20　$12 - 8 + 3 =$

229日の答え

1 −, −　2 −, +　3 +, −　4 −, +　5 +, +　6 +, −　7 −, +
8 −, +　9 +, −　10 −, +　11 +, −　12 +, −　13 −, −　14 −, +
15 +, +　16 +, −　17 −, +　18 +, +　19 +, −　20 −, +

234

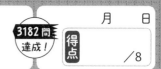
時間の筆算です。□時間□分と答えましょう。

1   10 時間 12 分

　+　7 時間 35 分

　　　□ 時間 □ 分

2   9 時間 28 分

　−　3 時間 32 分

　　　□ 時間 □ 分

3   14 時間 25 分

　+　13 時間 15 分

　　　□ 時間 □ 分

4   19 時間 39 分

　−　7 時間 17 分

　　　□ 時間 □ 分

5   6 時間 14 分

　+　13 時間 22 分

　　　□ 時間 □ 分

6   11 時間 49 分

　+　18 時間 31 分

　　　□ 時間 □ 分

7   21 時間 13 分

　−　8 時間 54 分

　　　□ 時間 □ 分

8   12 時間 48 分

　+　16 時間 35 分

　　　□ 時間 □ 分

230日
の答え ▶ 1 49　2 50　3 45　4 56　5 54　6 62　7 59　8 48　9 47　10 51

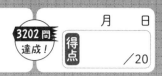
□にあてはまる数を書きましょう。

1　□ ÷ 5 = 2

2　□ + 3 = 7

3　12 − □ = 9

4　□ × 7 = 28

5　40 ÷ □ = 8

6　25 − □ = 14

7　□ + 9 = 16

8　7 × □ = 7

9　□ ÷ 8 = 3

10　16 − □ = 2

11　2 × □ = 6

12　□ + 14 = 19

13　56 ÷ □ = 8

14　13 − □ = 9

15　4 × □ = 12

16　□ − 10 = 3

17　□ ÷ 9 = 7

18　18 − □ = 3

19　□ + 17 = 25

20　3 × □ = 3

231日
の答え▶ 1 11　2 14　3 8　4 56　5 9　6 3　7 7　8 40　9 23　10 24
11 5　12 11　13 18　14 55　15 10　16 5　17 22　18 2　19 12　20 7

236

次の計算をしましょう。

1　8 + 7 + 2 =

11　14 − 7 − 4 =

2　5 + 9 − 4 =

12　7 + 15 − 8 =

3　13 − 4 − 3 =

13　11 − 9 + 2 =

4　7 − 2 + 11 =

14　6 + 5 + 4 =

5　6 + 8 − 5 =

15　15 − 3 + 5 =

6　21 − 9 + 3 =

16　1 + 19 − 6 =

7　4 + 5 + 10 =

17　10 − 5 + 7 =

8　16 − 3 − 8 =

18　25 − 4 − 8 =

9　5 + 10 − 2 =

19　13 + 6 − 2 =

10　9 − 1 + 3 =

20　2 + 14 + 4 =

232日 ▶ 1 17, 47 2 5, 56 3 27, 40 4 12, 22
の答え ▶ 5 19, 36 6 30, 20 7 12, 19 8 29, 23

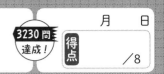
時間の筆算です。□時間□分と答えましょう。

① 　　8 時間 25 分
　− 　4 時間 15 分
　　□時間□分

⑤ 　13 時間 19 分
　+ 14 時間 34 分
　　□時間□分

② 　12 時間 28 分
　+ 　3 時間 22 分
　　□時間□分

⑥ 　16 時間 18 分
　− 12 時間 48 分
　　□時間□分

③ 　　9 時間 34 分
　+ 17 時間 47 分
　　□時間□分

⑦ 　16 時間 27 分
　+ 19 時間 52 分
　　□時間□分

④ 　11 時間 15 分
　− 　9 時間 7 分
　　□時間□分

⑧ 　10 時間 36 分
　+ 15 時間 46 分
　　□時間□分

233日▶　① 10　② 4　③ 3　④ 4　⑤ 5　⑥ 11　⑦ 7　⑧ 1　⑨ 24　⑩ 14
の答え　⑪ 3　⑫ 5　⑬ 7　⑭ 4　⑮ 3　⑯ 13　⑰ 63　⑱ 15　⑲ 8　⑳ 1

□には、＋か－が入ります。あてはまる符号を書き式を完成させましょう。

1　5 □ 5 □ 2 = 8

2　13 □ 8 □ 1 = 4

3　7 □ 2 □ 4 = 9

4　3 □ 1 □ 12 = 16

5　6 □ 7 □ 8 = 5

6　12 □ 4 □ 2 = 6

7　8 □ 3 □ 5 = 10

8　4 □ 13 □ 9 = 8

9　9 □ 2 □ 5 = 12

10　1 □ 6 □ 7 = 14

11　9 □ 3 □ 5 = 11

12　4 □ 12 □ 8 = 8

13　13 □ 2 □ 5 = 6

14　5 □ 3 □ 7 = 15

15　8 □ 5 □ 4 = 7

16　11 □ 6 □ 5 = 12

17　3 □ 13 □ 9 = 7

18　6 □ 2 □ 15 = 19

19　2 □ 6 □ 3 = 5

20　10 □ 4 □ 9 = 15

234日
の答え
　1 17　2 10　3 6　4 16　5 9　6 15　7 19　8 5　9 13　10 11
11 3　12 14　13 4　14 15　15 17　16 14　17 12　18 13　19 17　20 20

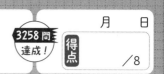

□にあてはまる数を書きましょう。

1
```
    □   4
+   1   □
─────────
    5   6
```

5
```
    5   □
+   7   2
─────────
1   □   8
```

2
```
    3   2
+   □   8
─────────
    6   □
```

6
```
    4   3
+   □   9
─────────
    7   □
```

3
```
    □   1
+   7   5
─────────
1   3   □
```

7
```
    6   5
+   3   □
─────────
1   □   0
```

4
```
    4   □
+   □   6
─────────
    9   4
```

8
```
    □   3
-   2   □
─────────
    6   8
```

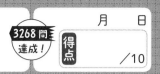
コインで足し算。合計額はいくらになるでしょう。

1　(1) (500) (10) (500) (1) (500) (1) (10)　□円

2　(5) (100) (1) (10) (5) (1) (100) (50)　□円

3　(10) (1) (10) (1) (10) (1) (5) (5)　□円

4　(50) (100) (50) (100) (50) (500) (5) (100)　□円

5　(100) (5) (10) (10) (500) (10) (100) (500)　□円

6　(500) (100) (50) (10) (5) (100) (500) (100)　□円

7　(100) (10) (5) (10) (50) (5) (10) (10)　□円

8　(50) (100) (1) (100) (10) (500) (100) (5)　□円

9　(5) (500) (5) (500) (1) (5) (1) (500)　□円

10　(10) (50) (1) (10) (50) (1) (10) (50)　□円

236日
の答え▶ ①+, − ②−, − ③−, + ④+, + ⑤+, − ⑥−, − ⑦−, +
⑧+, − ⑨−, + ⑩+, + ⑪−, + ⑫+, − ⑬−, − ⑭+, +
⑮−, + ⑯+, − ⑰+, − ⑱−, + ⑲+, − ⑳−, +

241

次の計算をしましょう。

1

```
    3  7
+   5  2
─────────
```

5

```
    4  3
-   2  9
─────────
```

2

```
    6  4
-   1  3
─────────
```

6

```
    7  5
+   3  5
─────────
```

3

```
    8  5
+   4  1
─────────
```

7

```
    5  6
-   3  8
─────────
```

4

```
    9  6
-   2  7
─────────
```

8

```
    7  7
+   6  4
─────────
```

237日
の答え ▶

1 4, 2　2 2, 0　3 6, 6　4 8, 4
5 6, 2　6 2, 2　7 5, 0　8 9, 5
※上段、下段の順です。

242

次の計算をしましょう。

1　$10 \div 2 =$

2　$6 + 1 + 5 =$

3　$12 - 7 + 3 =$

4　$8 \times 3 =$

5　$13 + 4 - 8 =$

6　$22 - 6 =$

7　$15 - 4 + 9 =$

8　$2 \times 6 =$

9　$30 \div 3 =$

10　$7 + 11 - 5 =$

11　$9 - 2 - 3 =$

12　$5 \times 4 =$

13　$42 \div 6 =$

14　$7 + 14 - 3 =$

15　$5 - 3 + 17 =$

16　$15 + 7 =$

17　$12 - 9 + 2 =$

18　$32 \div 8 =$

19　$4 + 16 - 5 =$

20　$13 \times 5 =$

238日
の答え ▶ 　1 1523　2 272　3 43　4 955　5 1235
　　　　　6 1365　7 200　8 866　9 1517　10 182

計算をして、答えを数字で書きましょう。文字を数字で書いて計算してもOKです。

1　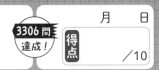 ＋ サンジュウイチ ＋ にじゅうろく ＝ □

2　四十五 ＋ にじゅうはち － ⚅ ＝ □

3　じゅうさん － ⚃ ＋ 八十八 ＝ □

4　ゴジュウサン － にじゅうきゅう － ⚁ ＝ □

5　⚄ ＋ 十三 ＋ さんじゅうなな ＝ □

6　にじゅうに ＋ 三十六 － ジュウキュウ ＝ □

7　ロクジュウヨン － さんじゅうご ＋ ⚃ ＝ □

8　七十二 － ⚂ － ニジュウロク ＝ □

9　⚀ ＋ さんじゅういち － 十七 ＝ □

10　ゴジュウサン － 二十五 － ⚄ ＝ □

239日の答え ▶ 1 89　2 51　3 126　4 69　5 14　6 110　7 18　8 141

コインで足し算。合計額はいくらになるでしょう。

1　(100) (10) (100) (1) (10) (100) (1) (50) 　□ 円

2　(1) (100) (50) (100) (1) (100) (50) (1) 　□ 円

3　(5) (10) (500) (1) (500) (5) (10) (50) 　□ 円

4　(10) (100) (10) (50) (10) (10) (5) (10) 　□ 円

5　(500) (50) (1) (500) (10) (500) (5) (1) 　□ 円

6　(100) (100) (5) (5) (100) (1) (500) (100) 　□ 円

7　(10) (5) (10) (10) (50) (5) (1) (5) 　□ 円

8　(500) (50) (10) (1) (50) (50) (1) (100) 　□ 円

9　(50) (10) (1) (500) (5) (500) (10) (1) 　□ 円

10　(1) (5) (10) (5) (10) (1) (1) (5) 　□ 円

240日
の答え ▶ ① 5 ② 12 ③ 8 ④ 24 ⑤ 9 ⑥ 16 ⑦ 20 ⑧ 12 ⑨ 10 ⑩ 13
⑪ 4 ⑫ 20 ⑬ 7 ⑭ 18 ⑮ 19 ⑯ 22 ⑰ 5 ⑱ 4 ⑲ 15 ⑳ 65

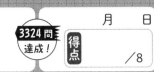
時間の筆算です。□時間□分と答えましょう。

1　　12 時間 25 分
　　＋ 13 時間 13 分
　　　　□ 時間 □ 分

5　　19 時間 28 分
　　－ 15 時間 38 分
　　　　□ 時間 □ 分

2　　15 時間 40 分
　　－ 7 時間 16 分
　　　　□ 時間 □ 分

6　　6 時間 54 分
　　＋ 13 時間 41 分
　　　　□ 時間 □ 分

3　　8 時間 35 分
　　＋ 16 時間 45 分
　　　　□ 時間 □ 分

7　　17 時間 35 分
　　－ 9 時間 39 分
　　　　□ 時間 □ 分

4　　10 時間 50 分
　　＋ 11 時間 32 分
　　　　□ 時間 □ 分

8　　12 時間 47 分
　　＋ 12 時間 37 分
　　　　□ 時間 □ 分

241日 の答え▶ 1 60 2 67 3 97 4 22 5 55 6 39 7 33 8 43 9 15 10 23

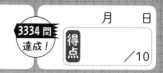
できるだけ早く足し算をしましょう。数字をメモして計算してもOKです。

1　$4 + 9 + 3 + 8 + 5 + 1 + 2 + 3 + 7 + 6 =$

2　$9 + 5 + 7 + 3 + 1 + 4 + 6 + 9 + 3 + 5 =$

3　$6 + 2 + 4 + 5 + 3 + 7 + 9 + 8 + 2 + 1 =$

4　$8 + 3 + 5 + 1 + 9 + 8 + 6 + 9 + 7 + 9 =$

5　$1 + 7 + 2 + 6 + 5 + 3 + 8 + 4 + 9 + 5 =$

6　$3 + 5 + 7 + 9 + 7 + 1 + 2 + 8 + 6 + 3 =$

7　$9 + 7 + 6 + 8 + 5 + 2 + 4 + 3 + 7 + 8 =$

8　$2 + 8 + 9 + 3 + 6 + 4 + 5 + 7 + 2 + 3 =$

9　$9 + 5 + 3 + 6 + 8 + 1 + 4 + 8 + 6 + 5 =$

10　$5 + 1 + 4 + 3 + 1 + 3 + 6 + 9 + 5 + 3 =$

242日
の答え▶ 1 372　2 403　3 1081　4 205　5 1567
6 911　7 96　8 762　9 1077　10 38

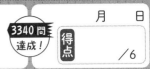

線でつながったマスどうしを足して、□に答えを書きましょう。

1　3 □ □
　・9
【解き方】
3＋□＝9
16

2　9 □ □
　11
　8　17
　□

3　8　4　5
　3
　□　□
　□

4　4　2　7
　□
　□

5　7 □ 6
　□　8
　□　4
　□

6　□　8　9
　□
　7　□
　29

次の計算をしましょう。

1　$9 - 7 + 5 =$

11　$14 - 8 - 2 =$

2　$6 \div 3 =$

12　$11 \times 6 =$

3　$4 + 8 + 6 =$

13　$17 - 3 + 1 =$

4　$15 - 4 - 4 =$

14　$13 + 9 =$

5　$9 + 17 =$

15　$2 + 18 - 4 =$

6　$7 \times 2 =$

16　$4 \div 1 =$

7　$3 + 13 + 6 =$

17　$6 + 18 - 4 =$

8　$63 \div 7 =$

18　$10 - 7 + 5 =$

9　$5 + 16 - 9 =$

19　$4 \times 7 =$

10　$24 - 8 =$

20　$8 + 15 =$

十一の符号入れ

□には、＋か－が入ります。あてはまる符号を書き式を完成させましょう。

1　3 □ 1 □ 5 = 9

2　10 □ 4 □ 2 = 4

3　5 □ 3 □ 9 = 11

4　7 □ 2 □ 3 = 8

5　12 □ 6 □ 4 = 14

6　9 □ 5 □ 8 = 12

7　2 □ 7 □ 2 = 11

8　11 □ 4 □ 7 = 8

9　6 □ 3 □ 13 = 16

10　15 □ 8 □ 4 = 3

11　9 □ 5 □ 4 = 8

12　3 □ 14 □ 7 = 10

13　8 □ 6 □ 5 = 9

14　12 □ 8 □ 3 = 7

15　5 □ 10 □ 9 = 6

16　4 □ 3 □ 6 = 13

17　11 □ 5 □ 2 = 8

18　7 □ 1 □ 8 = 14

19　10 □ 5 □ 2 = 3

20　3 □ 12 □ 5 = 10

245日の答え ▶ ① 6, 1, 7　② 2, 6, 25　③ 12, 15, 9, 24　④ 6, 13
⑤ 2, 9, 17, 21　⑥ 5, 13, 22
※上段から下段、左から右の順です。

248日 筆算

月　日

得点　／8

次の計算をしましょう。

1
```
    9  4
 -  7  2
```

5
```
    7  5
 +  6  1
```

2
```
    3  6
 +  1  3
```

6
```
    6  3
 -  3  5
```

3
```
    8  0
 -  5  7
```

7
```
    1  8
 +  4  9
```

4
```
    4  5
 +  5  8
```

8
```
    5  2
 -  4  6
```

246日の答え ▶ ①7 ②2 ③18 ④7 ⑤26 ⑥14 ⑦22 ⑧9 ⑨12 ⑩16 ⑪4 ⑫66 ⑬15 ⑭22 ⑮16 ⑯4 ⑰20 ⑱8 ⑲28 ⑳23

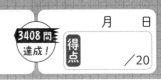
次の計算をしましょう。

1　$1 + 4 - 2 =$ ☐

2　$5 - 2 + 9 =$ ☐

3　$6 + 5 - 3 =$ ☐

4　$12 - 8 - 1 =$ ☐

5　$7 - 3 + 10 =$ ☐

6　$12 + 5 - 9 =$ ☐

7　$9 - 1 + 8 =$ ☐

8　$4 + 13 - 5 =$ ☐

9　$16 - 2 - 7 =$ ☐

10　$3 + 11 + 8 =$ ☐

11　$9 - 7 + 3 =$ ☐

12　$5 + 11 - 10 =$ ☐

13　$4 - 2 + 11 =$ ☐

14　$15 - 6 - 7 =$ ☐

15　$6 + 5 + 8 =$ ☐

16　$7 + 13 - 9 =$ ☐

17　$5 - 1 + 18 =$ ☐

18　$24 - 8 - 8 =$ ☐

19　$8 + 5 + 4 =$ ☐

20　$2 + 17 - 6 =$ ☐

247日の答え▶
1 +, + 　2 -, - 　3 -, + 　4 -, + 　5 +, - 　6 -, + 　7 +, +
8 +, - 　9 -, + 　10 -, - 　11 -, + 　12 +, - 　13 +, - 　14 -, +
15 +, - 　16 +, + 　17 -, + 　18 -, + 　19 -, - 　20 +, -

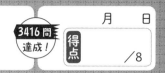
□にあてはまる数を書きましょう。

```
1      3  7
    +  □  1
    ────────
       8  □
```

```
5      □  4
    +  3  □
    ────────
       7  1
```

```
2      □  5
    -  4  □
    ────────
       3  4
```

```
6      5  □
    +  8  6
    ────────
    1  □  6
```

```
3      5  □
    +  □  6
    ────────
       9  2
```

```
7      □  4
    +  7  □
    ────────
    1  3  9
```

```
4      □  1
    +  7  □
    ────────
    1  2  0
```

```
8      □  3
    -  2  5
    ────────
       6  □
```

248日の答え ▶ 1 22　2 49　3 23　4 103　5 136　6 28　7 67　8 6

次の計算をしましょう。

1　$3 \times 5 =$

2　$14 - 8 =$

3　$7 - 2 + 5 =$

4　$35 \div 5 =$

5　$2 + 15 - 8 =$

6　$6 \times 1 =$

7　$40 \div 8 =$

8　$3 + 5 + 3 =$

9　$16 - 2 - 8 =$

10　$13 + 9 =$

11　$9 + 4 - 11 =$

12　$4 \times 6 =$

13　$33 \div 3 =$

14　$17 - 4 - 1 =$

15　$2 + 19 - 6 =$

16　$24 - 6 =$

17　$13 - 8 + 5 =$

18　$2 \times 9 =$

19　$1 + 15 + 4 =$

20　$25 \div 5 =$

249日の答え　1 3　2 12　3 8　4 3　5 14　6 8　7 16　8 12　9 7　10 22　11 5　12 6　13 13　14 2　15 19　16 11　17 22　18 8　19 17　20 13

□にあてはまる数を書きましょう。

1 42 ÷ □ = 6

2 □ + 6 = 18

3 2 × □ = 8

4 □ − 15 = 5

5 20 ÷ □ = 4

6 7 + □ = 16

7 □ × 8 = 24

8 14 − □ = 2

9 □ ÷ 8 = 9

10 6 × □ = 6

11 3 + □ = 9

12 □ − 5 = 8

13 28 ÷ □ = 4

14 □ + 11 = 16

15 □ − 3 = 18

16 6 × □ = 36

17 □ ÷ 5 = 1

18 19 − □ = 10

19 □ × 9 = 27

20 14 + □ = 25

250日
の答え ▶ 　1 5, 8　2 7, 1　3 6, 3　4 4, 9
　5 3, 7　6 0, 3　7 6, 5　8 9, 8
※上段、下段の順です。

255

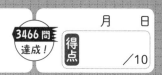

計算をして、答えを数字で書きましょう。文字を数字で書いて計算してもOKです。

1 ニジュウイチ － [⚄] + じゅうきゅう = ☐

2 三十八 + ニジュウゴ － [⚅] = ☐

3 [⚁] + じゅうよん + ごじゅうさん = ☐

4 六十四 － ヨンジュウゴ － じゅうに = ☐

5 ニジュウハチ － [⚀] + 十七 = ☐

6 四十六 + さんじゅうさん － [⚃] = ☐

7 [⚂] + にじゅうご － ジュウハチ = ☐

8 五十 － サンジュウロク － じゅうさん = ☐

9 ろくじゅうなな － [⚂] － サンジュウゴ = ☐

10 ハチジュウ － よんじゅういち + [⚅] = ☐

251日の答え▶ 1 15 2 6 3 10 4 7 5 9 6 6 7 5 8 11 9 6 10 22
11 2 12 24 13 11 14 12 15 15 16 18 17 10 18 18 19 20 20 5

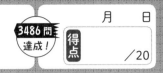

□には、＋か－が入ります。あてはまる符号を書き式を完成させましょう。

1　9 □ 2 □ 3 = 4

2　3 □ 1 □ 5 = 7

3　6 □ 7 □ 2 = 11

4　5 □ 10 □ 7 = 8

5　12 □ 6 □ 3 = 9

6　4 □ 13 □ 2 = 15

7　13 □ 4 □ 1 = 8

8　3 □ 5 □ 5 = 13

9　7 □ 2 □ 4 = 9

10　6 □ 13 □ 9 = 10

11　8 □ 5 □ 3 = 6

12　11 □ 4 □ 7 = 8

13　9 □ 1 □ 6 = 2

14　5 □ 2 □ 12 = 15

15　6 □ 10 □ 5 = 11

16　12 □ 4 □ 8 = 8

17　7 □ 5 □ 1 = 1

18　14 □ 8 □ 3 = 9

19　2 □ 1 □ 7 = 10

20　14 □ 9 □ 1 = 6

次の計算をしましょう。

1.
```
    4  3
+   1  6
────────
```

2.
```
    5  7
－   2  4
────────
```

3.
```
    8  2
+   5  2
────────
```

4.
```
    6  4
+   6  9
────────
```

5.
```
    9  1
－   1  5
────────
```

6.
```
    4  8
+   5  2
────────
```

7.
```
    6  9
－   2  0
────────
```

8.
```
    3  7
+   8  5
────────
```

253日▶の答え　①35　②57　③69　④7　⑤44
　　　　　　⑥75　⑦10　⑧1　⑨30　⑩45

256
日

＋－の符号入れ

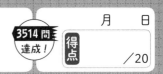

3514問
達成！

得点
／20

月　　日

□には、＋か－が入ります。あてはまる符号を書き式を完成させましょう。

1　5 □ 3 □ 2 = 6

2　12 □ 7 □ 9 = 14

3　8 □ 1 □ 4 = 3

4　3 □ 7 □ 5 = 5

5　2 □ 4 □ 4 = 10

6　9 □ 5 □ 11 = 15

7　12 □ 3 □ 2 = 7

8　6 □ 13 □ 7 = 12

9　3 □ 1 □ 4 = 6

10　10 □ 6 □ 1 = 5

11　4 □ 5 □ 1 = 10

12　3 □ 15 □ 9 = 9

13　12 □ 1 □ 6 = 7

14　5 □ 4 □ 7 = 8

15　10 □ 3 □ 2 = 11

16　13 □ 4 □ 5 = 4

17　6 □ 11 □ 8 = 9

18　8 □ 2 □ 6 = 12

19　1 □ 5 □ 7 = 13

20　14 □ 6 □ 5 = 15

254日
の答え ▶
1 －、－　2 －、＋　3 ＋、－　4 ＋、－　5 －、＋　6 ＋、－　7 －、－
8 ＋、＋　9 －、＋　10 ＋、－　11 －、＋　12 ＋、－　13 －、－　14 －、＋
15 ＋、－　16 ＋、－　17 －、－　18 －、＋　19 ＋、＋　20 －、＋

259

時間の筆算

時間の筆算です。□時間□分と答えましょう。

1　　　5 時間 25 分
　＋ 13 時間 22 分
　　　□ 時間 □ 分

5　　 11 時間 34 分
　＋　6 時間 26 分
　　　□ 時間 □ 分

2　　 16 時間 18 分
　－　7 時間 35 分
　　　□ 時間 □ 分

6　　　9 時間 12 分
　＋ 18 時間 58 分
　　　□ 時間 □ 分

3　　 15 時間 47 分
　＋ 10 時間 20 分
　　　□ 時間 □ 分

7　　 17 時間 10 分
　－ 12 時間 36 分
　　　□ 時間 □ 分

4　　 19 時間 30 分
　－　8 時間　4 分
　　　□ 時間 □ 分

8　　 14 時間 19 分
　＋ 15 時間 49 分
　　　□ 時間 □ 分

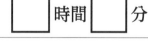

255日の答え▶ 1 59　2 33　3 134　4 133　5 76　6 100　7 49　8 122

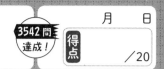
□にあてはまる数を書きましょう。

1　48 ÷ ☐ = 6

2　☐ − 13 = 5

3　4 + ☐ = 18

4　☐ × 1 = 5

5　☐ ÷ 8 = 8

6　2 × ☐ = 16

7　☐ + 7 = 19

8　20 − ☐ = 14

9　18 ÷ ☐ = 6

10　☐ − 14 = 7

11　☐ × 6 = 54

12　☐ + 3 = 10

13　18 − ☐ = 5

14　3 × ☐ = 12

15　☐ ÷ 6 = 5

16　☐ + 11 = 26

17　72 ÷ ☐ = 9

18　☐ × 2 = 4

19　14 − ☐ = 7

20　9 + ☐ = 15

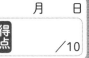
コインで足し算。合計額はいくらになるでしょう。

1　50　10　50　1　500　1　10　10　　□ 円

2　10　1　1　10　5　1　1　5　　□ 円

3　100　500　5　500　5　100　10　500　　□ 円

4　5　10　5　50　5　100　100　1　　□ 円

5　1　50　1　1　100　10　100　50　　□ 円

6　10　1　50　10　5　1　5　5　　□ 円

7　500　10　500　50　500　10　100　500　　□ 円

8　100　5　1　10　5　100　1　10　　□ 円

9　5　10　500　5　1　500　5　1　　□ 円

10　50　1　50　50　10　1　5　100　　□ 円

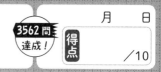

月　日

得点　／10

できるだけ早く足し算をしましょう。数字をメモして計算してもOKです。

① $2 + 5 + 3 + 8 + 1 + 4 + 6 + 3 + 5 + 2 =$

② $5 + 8 + 7 + 9 + 6 + 5 + 3 + 1 + 2 + 4 =$

③ $5 + 3 + 6 + 8 + 7 + 2 + 8 + 4 + 3 + 1 =$

④ $7 + 1 + 9 + 4 + 5 + 6 + 4 + 3 + 8 + 9 =$

⑤ $1 + 9 + 6 + 2 + 3 + 4 + 1 + 5 + 6 + 7 =$

⑥ $9 + 3 + 1 + 4 + 2 + 3 + 5 + 4 + 9 + 6 =$

⑦ $8 + 1 + 5 + 3 + 4 + 2 + 1 + 6 + 4 + 8 =$

⑧ $3 + 9 + 7 + 6 + 5 + 8 + 9 + 7 + 2 + 4 =$

⑨ $6 + 3 + 8 + 5 + 7 + 2 + 1 + 9 + 8 + 6 =$

⑩ $4 + 9 + 7 + 8 + 6 + 5 + 9 + 7 + 3 + 8 =$

258日 ▶ ①8 ②18 ③14 ④5 ⑤64 ⑥8 ⑦12 ⑧6 ⑨3 ⑩21
の答え　⑪9 ⑫7 ⑬13 ⑭4 ⑮30 ⑯15 ⑰8 ⑱2 ⑲7 ⑳6

計算をして、答えを数字で書きましょう。文字を数字で書いて計算してもOKです。

1 [🎲4] ＋ ニジュウナナ － じゅうさん ＝ ☐

2 五十一 － にじゅうきゅう － [🎲2] ＝ ☐

3 さんじゅうよん ＋ 十八 ＋ サンジュウ ＝ ☐

4 ロクジュウサン － [🎲6] ＋ じゅうはち ＝ ☐

5 二十五－ ジュウナナ＋ よんじゅうきゅう＝ ☐

6 [🎲5] ＋ さんじゅうご ＋ 十二 ＝ ☐

7 ゴジュウサン － [🎲1] ＋ にじゅう ＝ ☐

8 三十七 ＋ じゅうはち ＋ [🎲4] ＝ ☐

9 よんじゅう － [🎲3] － ジュウロク ＝ ☐

10 [🎲6] ＋ ニジュウサン － 二十一 ＝ ☐

259日
の答え ▶ 1 632 2 34 3 1720 4 276 5 313
6 87 7 2170 8 232 9 1027 10 267

264

次の計算をしましょう。

1 $9 - 5 + 2 =$ ☐

2 $3 + 8 + 7 =$ ☐

3 $4 + 12 - 8 =$ ☐

4 $13 - 7 - 4 =$ ☐

5 $5 + 9 - 10 =$ ☐

6 $2 + 1 + 9 =$ ☐

7 $6 - 4 + 13 =$ ☐

8 $14 - 8 + 3 =$ ☐

9 $5 + 13 - 7 =$ ☐

10 $21 - 9 - 9 =$ ☐

11 $6 + 15 - 7 =$ ☐

12 $3 - 1 + 18 =$ ☐

13 $19 - 2 - 10 =$ ☐

14 $4 + 6 + 6 =$ ☐

15 $15 - 6 + 1 =$ ☐

16 $4 + 14 + 3 =$ ☐

17 $5 + 7 - 11 =$ ☐

18 $9 - 1 + 14 =$ ☐

19 $2 + 12 + 3 =$ ☐

20 $11 + 3 - 9 =$ ☐

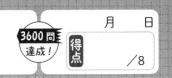

月 日
得点 /8

次の計算をしましょう。

①
```
    4  2
 -  2  1
 ───────
```

⑤
```
    7  8
 +  8  5
 ───────
```

②
```
    5  8
 +  3  4
 ───────
```

⑥
```
    9  2
 -  4  2
 ───────
```

③
```
    8  0
 -  1  9
 ───────
```

⑦
```
    8  9
 +  2  3
 ───────
```

④
```
    6  9
 +  7  5
 ───────
```

⑧
```
    9  4
 -  1  5
 ───────
```

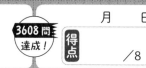
時間の筆算です。□時間□分と答えましょう。

1　　　　8　時間　34　分

　＋　　9　時間　15　分
　――――――――――――
　　□　時間　□　分

2　　　12　時間　50　分

　－　　6　時間　23　分
　――――――――――――
　　□　時間　□　分

3　　　　7　時間　39　分

　＋　17　時間　21　分
　――――――――――――
　　□　時間　□　分

4　　　11　時間　42　分

　＋　15　時間　51　分
　――――――――――――
　　□　時間　□　分

5　　　13　時間　28　分

　－　　5　時間　19　分
　――――――――――――
　　□　時間　□　分

6　　　19　時間　37　分

　＋　　2　時間　42　分
　――――――――――――
　　□　時間　□　分

7　　　16　時間　25　分

　＋　18　時間　58　分
　――――――――――――
　　□　時間　□　分

8　　　20　時間　15　分

　－　　6　時間　47　分
　――――――――――――
　　□　時間　□　分

計算をして、答えを数字で書きましょう。文字を数字で書いて計算してもOKです。

① ろくじゅう － ニジュウヨン ＋ 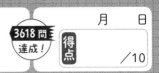 ＝ □

② 三十三 ＋ 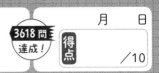 － ジュウイチ ＝ □

③ 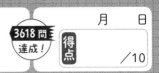 ＋ よんじゅうに ＋ 十八 ＝ □

④ ニジュウナナ ＋ 二十五 － 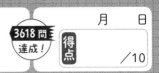 ＝ □

⑤ ごじゅうろく ＋ ジュウヨン － 六十 ＝ □

⑥ 十九 － 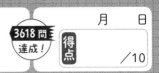 ＋ ニジュウロク ＝ □

⑦ 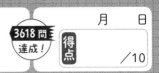 ＋ 三十五 － ジュウキュウ ＝ □

⑧ ゴジュウハチ － にじゅうさん － 十六 ＝ □

⑨ さんじゅうなな － 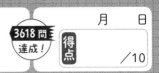 ＋ ゴジュウサン ＝ □

⑩ 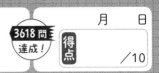 ＋ にじゅうご ＋ 四十一 ＝ □

263日の答え▶ ①21 ②92 ③61 ④144 ⑤163 ⑥50 ⑦112 ⑧79

次の計算をしましょう。

1 $7 - 2 + 5 =$ ☐　　11 $5 + 18 =$ ☐

2 $2 \times 4 =$ ☐　　12 $16 - 7 + 9 =$ ☐

3 $5 + 8 + 4 =$ ☐　　13 $20 - 8 - 4 =$ ☐

4 $18 \div 9 =$ ☐　　14 $22 \times 2 =$ ☐

5 $14 - 2 =$ ☐　　15 $13 + 1 - 8 =$ ☐

6 $3 + 16 - 4 =$ ☐　　16 $45 \div 5 =$ ☐

7 $8 - 4 + 5 =$ ☐　　17 $9 \times 4 =$ ☐

8 $6 \times 9 =$ ☐　　18 $11 - 7 + 2 =$ ☐

9 $12 + 8 - 3 =$ ☐　　19 $4 + 14 + 3 =$ ☐

10 $21 \div 3 =$ ☐　　20 $22 - 9 =$ ☐

264日
の答え▶ 1 17, 49　2 6, 27　3 25, 0　4 27, 33
5 8, 9　6 22, 19　7 35, 23　8 13, 28

＋－の符号入れ

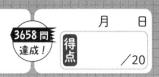

□には、＋か－が入ります。あてはまる符号を書き式を完成させましょう。

1　4 □ 2 □ 5 = 7

2　3 □ 5 □ 6 = 14

3　10 □ 4 □ 5 = 9

4　8 □ 1 □ 2 = 5

5　12 □ 9 □ 1 = 4

6　7 □ 3 □ 8 = 2

7　13 □ 8 □ 2 = 7

8　1 □ 9 □ 1 = 11

9　5 □ 2 □ 5 = 8

10　6 □ 13 □ 9 = 10

11　11 □ 3 □ 3 = 5

12　4 □ 12 □ 5 = 11

13　7 □ 3 □ 2 = 6

14　2 □ 1 □ 4 = 7

15　15 □ 6 □ 9 = 12

16　8 □ 4 □ 1 = 5

17　10 □ 2 □ 2 = 6

18　3 □ 3 □ 4 = 10

19　6 □ 9 □ 4 = 11

20　7 □ 5 □ 6 = 8

265日▶
の答え

1 39　2 24　3 61　4 46　5 10
6 40　7 18　8 19　9 84　10 72

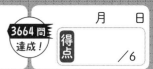
線でつながったマスどうしを足して、□に答えを書きましょう。

1　2　□　9
□
19

4　□　6　□
・11
【解き方】
□ + 6 = 11
18

2　1　7　6
□　□
□　3
□

5　9　□　5
□
□　17
24

3　□　5　4
□
16　□
25

6　3　6　4
□　□
□　□
25

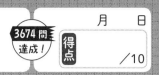
できるだけ早く足し算をしましょう。数字をメモして計算してもOKです。

1　$9 + 8 + 7 + 3 + 6 + 4 + 5 + 8 + 3 + 1 =$

2　$4 + 9 + 3 + 2 + 5 + 7 + 8 + 6 + 5 + 9 =$

3　$1 + 5 + 8 + 4 + 9 + 2 + 6 + 7 + 3 + 7 =$

4　$5 + 8 + 2 + 1 + 4 + 3 + 6 + 9 + 8 + 2 =$

5　$7 + 1 + 9 + 6 + 5 + 3 + 1 + 8 + 3 + 8 =$

6　$2 + 6 + 8 + 5 + 7 + 4 + 3 + 1 + 9 + 4 =$

7　$3 + 5 + 4 + 2 + 9 + 1 + 8 + 7 + 1 + 2 =$

8　$9 + 3 + 7 + 6 + 8 + 9 + 5 + 8 + 9 + 7 =$

9　$4 + 9 + 5 + 2 + 1 + 3 + 4 + 7 + 6 + 2 =$

10　$1 + 3 + 2 + 8 + 7 + 5 + 9 + 8 + 6 + 8 =$

267日の答え▶ 1 －, ＋ 2 ＋, ＋ 3 ＋, － 4 －, － 5 －, ＋ 6 ＋, － 7 －, ＋ 8 ＋, ＋ 9 －, ＋ 10 ＋, － 11 －, － 12 ＋, － 13 －, ＋ 14 ＋, ＋ 15 ＋, － 16 －, ＋ 17 －, － 18 ＋, ＋ 19 ＋, － 20 －, ＋

コインで足し算。合計額はいくらになるでしょう。

1 (1) (100) (100) (50) (5) (1) (50) (1) 　□ 円

2 (5) (50) (10) (1) (50) (10) (100) (1) 　□ 円

3 (50) (10) (5) (100) (1) (5) (10) (1) 　□ 円

4 (10) (500) (50) (500) (100) (50) (10) (500) 　□ 円

5 (1) (50) (100) (10) (5) (10) (10) (5) 　□ 円

6 (100) (500) (5) (10) (5) (500) (10) (10) 　□ 円

7 (5) (1) (5) (10) (5) (1) (10) (1) 　□ 円

8 (500) (5) (100) (10) (500) (10) (5) (50) 　□ 円

9 (10) (1) (5) (50) (1) (5) (1) (1) 　□ 円

10 (100) (50) (1) (500) (1) (100) (1) (50) 　□ 円

268日の答え ▶ ① 8, 17 ② 8, 13, 21, 24 ③ 7, 9, 9 ④ 5, 7
⑤ 3, 12, 7 ⑥ 9, 10, 6, 19
※上段から下段、左から右の順です。

次の計算をしましょう。

① 　7　6
　+　1　3
　────────

② 　　4　1
　−　2　0
　────────

③ 　7　3
　−　4　9
　────────

④ 　8　1
　+　6　7
　────────

⑤ 　5　2
　−　4　5
　────────

⑥ 　2　7
　+　8　4
　────────

⑦ 　9　8
　+　3　7
　────────

⑧ 　5　5
　−　3　1
　────────

269日の答え ▶ ①54 ②58 ③52 ④48 ⑤51 ⑥49 ⑦42 ⑧71 ⑨43 ⑩57

274

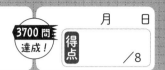
時間の筆算です。□時間□分と答えましょう。

1
```
    3 時間 10 分
+   1 時間 35 分
─────────────────
   □ 時間 □ 分
```

5
```
   15 時間 12 分
─   8 時間 47 分
─────────────────
   □ 時間 □ 分
```

2
```
   14 時間 25 分
+   8 時間 19 分
─────────────────
   □ 時間 □ 分
```

6
```
   11 時間 54 分
+  13 時間 23 分
─────────────────
   □ 時間 □ 分
```

3
```
   12 時間 45 分
─   6 時間 21 分
─────────────────
   □ 時間 □ 分
```

7
```
    8 時間 40 分
+  11 時間 39 分
─────────────────
   □ 時間 □ 分
```

4
```
    7 時間 18 分
+   2 時間 56 分
─────────────────
   □ 時間 □ 分
```

8
```
   16 時間 45 分
─  12 時間 15 分
─────────────────
   □ 時間 □ 分
```

270日▶　①308　②227　③182　④1720　⑤191
の答え▶　⑥1140　⑦38　⑧1180　⑨74　⑩803

275

□にあてはまる数を書きましょう。

1　6 ÷ □ = 3

11　□ × 2 = 18

2　□ − 5 = 2

12　□ + 5 = 16

3　8 × □ = 32

13　7 + □ = 15

4　□ + 9 = 15

14　□ ÷ 4 = 8

5　20 ÷ □ = 5

15　19 − □ = 13

6　4 + □ = 12

16　□ × 6 = 12

7　13 − □ = 4

17　□ + 5 = 21

8　□ × 6 = 30

18　48 ÷ □ = 8

9　□ − 12 = 8

19　7 − □ = 6

10　63 ÷ □ = 9

20　□ × 9 = 45

271日
の答え ▶ 1 89　2 21　3 24　4 148　5 7　6 111　7 135　8 24

276

計算をして、答えを数字で書きましょう。文字を数字で書いて計算してもOKです。

1 よんじゅうはち − 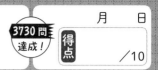 + サンジュウゴ =

2 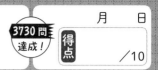 + 五十三 − にじゅうなな =

3 ヨンジュウ − 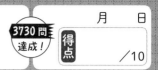 + 五十一 =

4 二十八 + ヨンジュウゴ − 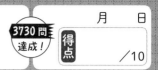 =

5 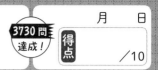 + さんじゅうに − 十八 =

6 四十八 − ニジュウイチ + 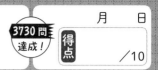 =

7 さんじゅうろく + ジュウゴ − 二十七 =

8 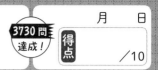 + 六十 − ごじゅうよん =

9 ロクジュウヨン + 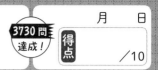 − 三十五 =

10 二十九 + さんじゅうなな − ヨンジュウイチ =

□には、＋か－が入ります。あてはまる符号を書き式を完成させましょう。

1　6 □ 2 □ 8 ＝ 16

2　7 □ 1 □ 3 ＝ 9

3　2 □ 4 □ 5 ＝ 1

4　10 □ 3 □ 7 ＝ 6

5　8 □ 6 □ 9 ＝ 11

6　15 □ 7 □ 1 ＝ 7

7　9 □ 3 □ 8 ＝ 14

8　3 □ 12 □ 4 ＝ 11

9　16 □ 9 □ 1 ＝ 8

10　4 □ 7 □ 6 ＝ 17

11　5 □ 1 □ 9 ＝ 13

12　11 □ 3 □ 7 ＝ 7

13　6 □ 2 □ 6 ＝ 10

14　18 □ 5 □ 7 ＝ 6

15　3 □ 13 □ 8 ＝ 8

16　4 □ 6 □ 3 ＝ 13

17　19 □ 4 □ 1 ＝ 16

18　20 □ 3 □ 12 ＝ 5

19　2 □ 15 □ 3 ＝ 14

20　9 □ 2 □ 11 ＝ 18

273日
の答え▶ 1 2　2 7　3 4　4 6　5 4　6 8　7 9　8 5　9 20　10 7
11 9　12 11　13 8　14 32　15 6　16 2　17 16　18 6　19 1　20 5

278

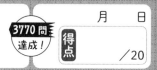

次の計算をしましょう。

1　$5 + 3 - 4 =$ 　　　11　$4 + 14 - 9 =$

2　$9 - 4 + 8 =$ 　　　12　$23 - 5 - 7 =$

3　$10 - 2 - 5 =$ 　　　13　$3 + 8 + 6 =$

4　$8 - 6 + 2 =$ 　　　14　$5 + 12 - 10 =$

5　$4 + 13 - 7 =$ 　　　15　$8 - 3 + 13 =$

6　$15 - 4 + 8 =$ 　　　16　$6 + 11 - 5 =$

7　$12 + 3 - 9 =$ 　　　17　$20 - 9 - 7 =$

8　$7 - 2 + 11 =$ 　　　18　$2 + 18 - 6 =$

9　$25 - 9 - 8 =$ 　　　19　$9 - 1 + 13 =$

10　$3 + 4 + 8 =$ 　　　20　$11 - 6 + 7 =$

274日▶ 1 78　2 29　3 85　4 69　5 15
の答え　6 29　7 24　8 12　9 34　10 25

279

時間の筆算です。□時間□分と答えましょう。

1
　　10 時間 16 分
−　3 時間 26 分
────────────
　□時間 □分

5
　　9 時間 12 分
＋ 14 時間 56 分
────────────
　□時間 □分

2
　　8 時間 34 分
＋ 11 時間 48 分
────────────
　□時間 □分

6
　　20 時間 34 分
− 12 時間 17 分
────────────
　□時間 □分

3
　　12 時間 40 分
＋ 13 時間 40 分
────────────
　□時間 □分

7
　　15 時間 41 分
＋ 19 時間 49 分
────────────
　□時間 □分

4
　　16 時間 5 分
−　6 時間 39 分
────────────
　□時間 □分

8
　　8 時間 32 分
＋ 17 時間 59 分
────────────
　□時間 □分

275日
の答え▶

1 +, + 2 −, + 3 +, − 4 +, − 5 −, + 6 −, − 7 −, +
8 +, − 9 −, + 10 +, + 11 −, + 12 +, − 13 −, + 14 −, −
15 +, − 16 +, + 17 −, + 18 −, − 19 +, − 20 −, +

280

次の計算をしましょう。

1　13 − 7 + 2 =

11　16 − 2 − 8 =

2　24 ÷ 6 =

12　6 × 3 =

3　2 + 7 + 5 =

13　12 − 4 + 6 =

4　8 × 8 =

14　42 ÷ 7 =

5　3 + 13 − 7 =

15　13 + 2 − 8 =

6　24 − 8 =

16　7 + 18 =

7　15 − 9 + 3 =

17　19 − 4 + 2 =

8　16 + 2 =

18　5 × 2 =

9　4 + 13 − 5 =

19　17 − 4 − 9 =

10　3 ÷ 3 =

20　25 − 9 =

276日 ▶ ① 4 ② 13 ③ 3 ④ 4 ⑤ 10 ⑥ 19 ⑦ 6 ⑧ 16 ⑨ 8 ⑩ 15
の答え　⑪ 9 ⑫ 11 ⑬ 17 ⑭ 7 ⑮ 18 ⑯ 12 ⑰ 4 ⑱ 14 ⑲ 21 ⑳ 12

月　日

得点 ／10

コインで足し算。合計額はいくらになるでしょう。

1 500 10 1 500 10 1 500 10 ＿ 円

2 10 5 5 100 5 50 1 50 ＿ 円

3 100 1 500 5 1 10 100 1 ＿ 円

4 50 100 1 5 1 50 1 1 ＿ 円

5 5 500 10 500 50 100 10 100 ＿ 円

6 1 10 5 1 5 10 1 5 ＿ 円

7 100 10 500 1 100 10 500 500 ＿ 円

8 50 100 100 10 50 5 10 5 ＿ 円

9 500 10 100 10 5 100 10 1 ＿ 円

10 1 5 1 1 5 10 1 10 ＿ 円

277日の答え▶ 1 6, 50 2 20, 22 3 26, 20 4 9, 26 5 24, 8 6 8, 17 7 35, 30 8 26, 31

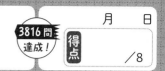

月　日
得点　／8

□にあてはまる数を書きましょう。

1)
```
    □ 2
 -  1 1
 ───────
    7 □
```

5)
```
    □ 6
 +  9 □
 ───────
  1 5 3
```

2)
```
    □ 4
 +  3 □
 ───────
    6 9
```

6)
```
    2 □
 +  □ 3
 ───────
    8 0
```

3)
```
    5 □
 +  □ 3
 ───────
  1 4 5
```

7)
```
    7 □
 -  □ 4
 ───────
    2 8
```

4)
```
    □ 7
 +  4 8
 ───────
    7 □
```

8)
```
    6 □
 +  3 8
 ───────
  1 □ 0
```

278日 の答え▶ 1 8　2 4　3 14　4 64　5 9　6 16　7 9　8 18　9 12　10 1　11 6　12 18　13 14　14 6　15 7　16 25　17 17　18 10　19 4　20 16

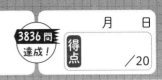
□には、＋か−が入ります。あてはまる符号を書き式を完成させましょう。

1　5 □ 2 □ 7 = 10

2　4 □ 9 □ 3 = 16

3　9 □ 5 □ 8 = 6

4　7 □ 1 □ 2 = 4

5　10 □ 6 □ 9 = 13

6　2 □ 11 □ 5 = 8

7　3 □ 8 □ 1 = 12

8　6 □ 1 □ 12 = 17

9　13 □ 9 □ 5 = 9

10　18 □ 3 □ 7 = 8

11　9 □ 5 □ 3 = 7

12　12 □ 6 □ 2 = 8

13　7 □ 13 □ 5 = 15

14　11 □ 4 □ 9 = 6

15　2 □ 2 □ 12 = 16

16　3 □ 15 □ 8 = 10

17　8 □ 7 □ 6 = 7

18　13 □ 4 □ 5 = 4

19　6 □ 3 □ 11 = 14

20　9 □ 5 □ 7 = 7

279日
の答え ▶ 1 1532　2 226　3 718　4 209　5 1275
6 38　7 1721　8 330　9 736　10 34

284

できるだけ早く計算をしましょう。数字をメモして計算してもOKです。

1　$1 + 9 - 4 + 7 + 2 - 5 - 8 + 3 + 9 + 4 =$

2　$4 - 1 + 6 - 2 + 8 + 2 + 7 - 1 - 3 + 9 =$

3　$9 - 2 + 5 - 1 + 4 + 7 - 6 + 3 + 8 + 5 =$

4　$10 - 4 + 5 + 3 - 6 + 8 - 2 + 6 - 9 + 4 =$

5　$3 + 8 - 7 + 6 + 3 + 9 - 4 + 3 + 1 - 7 =$

6　$6 + 5 - 3 + 8 - 5 + 9 + 3 - 8 + 9 + 2 =$

7　$8 - 4 + 5 + 8 - 2 + 5 - 9 + 7 - 2 + 6 =$

8　$5 - 1 + 9 + 8 - 2 + 9 - 6 + 6 - 3 - 4 =$

9　$3 + 8 - 3 + 6 + 5 - 4 + 9 + 8 - 5 + 3 =$

10　$6 + 4 - 2 + 5 + 6 - 7 + 9 - 3 + 8 + 1 =$

280日
の答え ▶ 1 8, 1　2 3, 5　3 2, 9　4 2, 5
5 5, 7　6 7, 5　7 2, 4　8 2, 0
※上段、下段の順です。

285

次の計算をしましょう。

1
```
    8   2
-   3   6
─────────
```

5
```
    1   1
+   7   2
─────────
```

2
```
    5   1
+   7   4
─────────
```

6
```
    4   6
-   1   8
─────────
```

3
```
    2   3
+   7   8
─────────
```

7
```
    9   3
-   2   7
─────────
```

4
```
    6   0
-   1   9
─────────
```

8
```
    3   5
+   8   5
─────────
```

1 -, + 2 +, + 3 +, - 4 -, - 5 -, + 6 +, - 7 +, +
8 -, + 9 -, + 10 -, - 11 -, + 12 -, + 13 +, - 14 +, -
15 +, + 16 +, - 17 -, + 18 -, - 19 -, + 20 +, -

次の計算をしましょう。

1 $12 - 7 + 3 =$ 　　　11 $4 + 14 - 8 =$

2 $16 - 9 =$ 　　　12 $8 \times 9 =$

3 $3 + 11 + 7 =$ 　　　13 $13 + 5 =$

4 $21 \div 7 =$ 　　　14 $36 \div 4 =$

5 $8 \times 1 =$ 　　　15 $19 - 2 + 5 =$

6 $15 + 9 - 3 =$ 　　　16 $17 - 9 =$

7 $45 \div 9 =$ 　　　17 $9 \times 6 =$

8 $15 + 7 =$ 　　　18 $13 + 8 =$

9 $13 - 9 + 2 =$ 　　　19 $7 + 7 - 13 =$

10 $26 - 13 =$ 　　　20 $27 \div 3 =$

282日の答え▶ 1 18　2 29　3 32　4 15　5 15　6 26　7 22　8 21　9 30　10 27

月　　日

得点　／8

時間の筆算です。□時間□分と答えましょう。

1
```
    12 時間 34 分
  + 13 時間 12 分
  ┌──┐時間┌──┐分
```

5
```
    19 時間 25 分
  − 11 時間 49 分
  ┌──┐時間┌──┐分
```

2
```
    17 時間 25 分
  − 11 時間 17 分
  ┌──┐時間┌──┐分
```

6
```
    18 時間 12 分
  +  6 時間 21 分
  ┌──┐時間┌──┐分
```

3
```
    19 時間 38 分
  +  2 時間 18 分
  ┌──┐時間┌──┐分
```

7
```
    12 時間 47 分
  + 15 時間 16 分
  ┌──┐時間┌──┐分
```

4
```
    13 時間 45 分
  + 14 時間 45 分
  ┌──┐時間┌──┐分
```

8
```
    14 時間 32 分
  −  7 時間 51 分
  ┌──┐時間┌──┐分
```

283日
の答え ▶ ①46 ②125 ③101 ④41 ⑤83 ⑥28 ⑦66 ⑧120

□にあてはまる数を書きましょう。

1 □ × 3 = 18

2 7 + □ = 9

3 36 ÷ □ = 4

4 □ − 9 = 2

5 7 × □ = 14

6 13 − □ = 5

7 6 + □ = 23

8 □ ÷ 1 = 6

9 13 − □ = 5

10 □ × 2 = 8

11 21 ÷ □ = 3

12 □ + 4 = 7

13 8 × □ = 32

14 5 + □ = 20

15 □ ÷ 4 = 6

16 □ − 13 = 9

17 □ × 5 = 30

18 56 ÷ □ = 7

19 14 + □ = 21

20 20 − □ = 17

284日の答え▶ 1 8 2 7 3 21 4 3 5 8 6 21 7 5 8 22 9 6 10 13
11 10 12 72 13 18 14 9 15 22 16 8 17 54 18 21 19 1 20 9

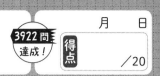

次の計算をしましょう。

1　$10 - 1 - 8 =$　　11　$14 - 9 + 5 =$

2　$2 + 7 - 5 =$　　12　$7 + 1 + 3 =$

3　$13 - 6 + 2 =$　　13　$6 + 13 - 7 =$

4　$15 - 9 - 1 =$　　14　$5 - 2 + 18 =$

5　$3 + 14 - 10 =$　　15　$1 + 17 - 5 =$

6　$9 - 3 + 13 =$　　16　$16 - 2 + 9 =$

7　$4 + 7 + 6 =$　　17　$15 + 7 - 3 =$

8　$12 - 8 - 2 =$　　18　$24 - 9 + 2 =$

9　$7 - 4 + 11 =$　　19　$4 + 11 + 3 =$

10　$5 + 15 - 4 =$　　20　$22 - 8 - 9 =$

285日 ▶ ①25, 46 ②6, 8 ③21, 56 ④28, 30
の答え　⑤7, 36 ⑥24, 33 ⑦28, 3 ⑧6, 41

できるだけ早く計算をしましょう。数字をメモして計算してもOKです。

1. $7 + 5 - 3 - 2 + 7 + 8 - 4 - 5 + 2 - 1 =$

2. $8 - 3 - 1 + 7 - 5 - 2 + 8 + 1 - 7 + 4 =$

3. $4 - 2 + 5 - 3 + 6 + 9 - 5 - 3 + 9 + 2 =$

4. $7 + 4 - 5 + 2 - 1 + 6 - 3 + 7 - 2 + 9 =$

5. $9 + 5 - 2 - 6 + 5 + 7 - 1 + 4 - 2 - 3 =$

6. $5 - 2 + 9 + 8 - 4 + 7 + 6 - 2 + 9 - 5 =$

7. $7 - 4 + 1 + 7 - 2 - 5 - 1 + 8 - 3 + 7 =$

8. $6 + 5 - 3 + 4 - 1 + 6 - 2 + 7 - 1 + 8 =$

9. $2 + 8 - 5 + 6 - 3 + 4 - 1 + 5 - 2 + 7 =$

10. $8 - 3 - 2 + 8 + 4 - 9 + 7 - 2 + 3 - 4 =$

286日
の答え ▶ ① 6 ② 2 ③ 9 ④ 11 ⑤ 2 ⑥ 8 ⑦ 17 ⑧ 6 ⑨ 8 ⑩ 4
⑪ 7 ⑫ 3 ⑬ 4 ⑭ 15 ⑮ 24 ⑯ 22 ⑰ 6 ⑱ 8 ⑲ 7 ⑳ 3

□にあてはまる数を書きましょう。

①
```
    5 □
 +  3 4
 ───────
   □  7
```

⑤
```
   □  3
 -  1 □
 ───────
    6 5
```

②
```
   □  3
 -  2 □
 ───────
    5 1
```

⑥
```
    8 □
 + □  9
 ───────
  1 3 4
```

③
```
    9 □
 + □  6
 ───────
  1 4 4
```

⑦
```
    5 □
 +  4 3
 ───────
   □  6
```

④
```
    2 9
 + □  2
 ───────
    7 □
```

⑧
```
   □  2
 +  8 □
 ───────
  1 4 7
```

＋－の符号入れ

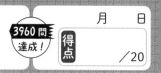

□には、＋か－が入ります。あてはまる符号を書き式を完成させましょう。

1　10 □ 1 □ 3 = 6

2　3 □ 5 □ 4 = 4

3　4 □ 3 □ 7 = 8

4　11 □ 9 □ 5 = 15

5　6 □ 2 □ 4 = 12

6　16 □ 4 □ 3 = 9

7　9 □ 5 □ 9 = 13

8　5 □ 12 □ 9 = 8

9　8 □ 4 □ 2 = 14

10　15 □ 7 □ 1 = 7

11　13 □ 9 □ 1 = 5

12　6 □ 8 □ 4 = 10

13　12 □ 6 □ 2 = 4

14　8 □ 3 □ 11 = 16

15　9 □ 12 □ 3 = 18

16　17 □ 4 □ 9 = 22

17　7 □ 11 □ 3 = 21

18　3 □ 15 □ 9 = 9

19　19 □ 7 □ 8 = 4

20　5 □ 1 □ 13 = 19

288日の答え ▶ 1 14　2 10　3 22　4 24　5 16　6 31　7 15　8 29　9 21　10 10

コインで足し算。合計額はいくらになるでしょう。

1. (100) (1) (50) (1) (100) (1) (50) (5) 　□ 円

2. (10) (5) (1) (5) (5) (1) (10) (10) 　□ 円

3. (500) (100) (10) (500) (100) (50) (50) (100) 　□ 円

4. (1) (100) (50) (5) (100) (1) (10) (5) 　□ 円

5. (50) (10) (100) (500) (1) (50) (10) (50) 　□ 円

6. (10) (5) (1) (50) (5) (10) (1) (5) 　□ 円

7. (500) (1) (100) (500) (10) (100) (50) (500) 　□ 円

8. (100) (50) (10) (100) (5) (10) (100) (10) 　□ 円

9. (5) (100) (100) (5) (100) (5) (500) (100) 　□ 円

10. (10) (10) (50) (500) (100) (50) (1) (5) 　□ 円

289日
の答え ▶
1 3, 8　2 7, 2　3 8, 4　4 4, 1
5 8, 8　6 5, 4　7 3, 9　8 6, 5
※上段、下段の順です。

時間の筆算です。□時間□分と答えましょう。

① 　　10 時間 10 分
　− 　3 時間 25 分
　　　□ 時間 □ 分

⑤ 　　 7 時間 28 分
　+ 13 時間 32 分
　　　□ 時間 □ 分

② 　　 4 時間 42 分
　+ 　5 時間 12 分
　　　□ 時間 □ 分

⑥ 　　10 時間 15 分
　− 　3 時間 44 分
　　　□ 時間 □ 分

③ 　　12 時間 35 分
　− 　8 時間 20 分
　　　□ 時間 □ 分

⑦ 　　14 時間 19 分
　+ 15 時間 33 分
　　　□ 時間 □ 分

④ 　　15 時間 55 分
　+ 11 時間 15 分
　　　□ 時間 □ 分

⑧ 　　 9 時間 48 分
　+ 15 時間 56 分
　　　□ 時間 □ 分

290日
の答え▶
① −, − ② +, − ③ −, + ④ +, − ⑤ +, + ⑥ −, − ⑦ −, +
⑧ +, − ⑨ +, + ⑩ −, − ⑪ −, + ⑫ +, − ⑬ −, − ⑭ −, +
⑮ +, − ⑯ −, + ⑰ +, + ⑱ +, − ⑲ −, − ⑳ +, +

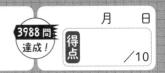
できるだけ早く計算をしましょう。数字をメモして計算してもOKです。

1　$3 - 2 + 4 + 5 - 7 + 4 - 2 + 9 + 1 - 6 =$

2　$7 + 5 - 3 + 4 - 8 + 2 - 3 + 5 - 8 + 9 =$

3　$8 - 3 + 2 - 4 + 7 - 6 - 2 + 5 - 1 + 9 =$

4　$5 - 1 + 8 - 3 + 7 + 9 - 1 + 7 - 2 + 8 =$

5　$4 + 6 - 2 + 3 - 5 + 1 - 6 + 2 + 3 - 5 =$

6　$8 + 3 - 8 + 2 - 4 + 5 + 3 - 4 + 7 - 2 =$

7　$6 - 4 + 9 + 7 - 3 + 8 + 9 - 3 - 1 + 6 =$

8　$5 - 2 + 8 - 7 - 1 + 7 - 4 + 2 - 8 + 4 =$

9　$9 + 8 - 5 + 6 - 3 + 4 + 9 - 2 - 4 + 1 =$

10　$2 + 9 - 6 + 5 - 6 - 2 + 7 + 8 + 3 - 5 =$

291日
の答え▶ 1 308　2 47　3 1410　4 272　5 771
6 87　7 1761　8 385　9 915　10 726

296

計算をして、答えを数字で書きましょう。文字を数字で書いて計算してもOKです。

1　にじゅうはち　＋ 　－　二十四　＝ ▢

2　三十七　＋　ヨンジュウナナ　－ ▢　＝ ▢

3　▢ ＋　さんじゅう　－　ニジュウゴ　＝ ▢

4　六十二－ニジュウサン－さんじゅうはち＝ ▢

5　ごじゅうきゅう　－ ▢　＋　十三　＝ ▢

6　ヨンジュウゴ　－　二十九　＋ ▢　＝ ▢

7　▢ ＋　じゅうよん　＋　三十六　＝ ▢

8　二十五　＋ ▢　－　じゅうきゅう　＝ ▢

9　ろくじゅう　－　二十七　－　ニジュウヨン　＝ ▢

10　五十二　－　サンジュウナナ　＋ ▢　＝ ▢

次の計算をしましょう。

1 $9 \times 8 =$

2 $17 + 6 =$

3 $13 - 4 - 7 =$

4 $12 \div 4 =$

5 $5 + 7 + 2 =$

6 $6 \times 8 =$

7 $14 - 3 - 5 =$

8 $24 - 17 =$

9 $3 + 12 - 4 =$

10 $8 \div 2 =$

11 $5 \times 3 =$

12 $13 + 9 =$

13 $6 + 19 - 4 =$

14 $30 \div 6 =$

15 $8 \times 4 =$

16 $25 - 12 =$

17 $9 - 4 + 15 =$

18 $5 + 16 - 4 =$

19 $7 \times 9 =$

20 $19 - 6 =$

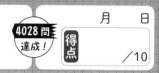
できるだけ早く計算をしましょう。数字をメモして計算してもOKです。

① $3 + 8 - 2 + 8 + 5 - 1 + 8 - 4 + 6 - 3 =$

② $5 + 3 + 2 - 6 + 9 - 5 - 3 + 8 - 5 + 4 =$

③ $7 - 1 + 6 - 7 + 4 - 2 + 6 - 3 + 4 + 9 =$

④ $5 - 2 + 1 + 7 - 3 + 4 - 5 - 6 + 9 - 2 =$

⑤ $4 + 8 - 2 + 9 + 5 - 7 - 2 + 8 + 8 - 6 =$

⑥ $6 + 7 - 4 + 1 - 2 + 1 - 3 + 5 - 9 + 8 =$

⑦ $9 - 4 + 7 - 8 - 2 + 6 + 9 - 7 + 1 + 5 =$

⑧ $5 + 8 + 7 + 4 - 9 - 8 + 4 + 6 - 2 - 4 =$

⑨ $7 + 5 - 1 + 9 - 5 - 2 + 8 - 4 + 9 - 3 =$

⑩ $2 + 4 - 3 - 1 + 7 + 7 - 9 + 2 + 8 - 1 =$

294日 ▶ ① 8 ② 78 ③ 6 ④ 1 ⑤ 69
の答え ⑥ 18 ⑦ 55 ⑧ 10 ⑨ 9 ⑩ 17

□には、＋かーが入ります。あてはまる符号を書き式を完成させましょう。

1　6 □ 1 □ 9 ＝14

2　10 □ 3 □ 2 ＝11

3　5 □ 4 □ 1 ＝10

4　11 □ 8 □ 2 ＝ 5

5　7 □ 6 □ 4 ＝ 9

6　2 □ 13 □ 4 ＝11

7　9 □ 2 □ 8 ＝15

8　13 □ 4 □ 3 ＝12

9　6 □ 10 □ 9 ＝ 7

10　14 □ 5 □ 5 ＝ 4

11　8 □ 3 □ 5 ＝10

12　14 □ 7 □ 4 ＝17

13　3 □ 2 □ 6 ＝ 7

14　7 □ 5 □ 3 ＝15

15　9 □ 13 □ 8 ＝14

16　10 □ 8 □ 7 ＝ 9

17　19 □ 4 □ 4 ＝11

18　5 □ 2 □ 15＝18

19　12 □ 7 □ 3 ＝ 8

20　8 □ 12 □ 4 ＝16

できるだけ早く計算をしましょう。数字をメモして計算してもOKです。

① $3 + 9 + 4 - 5 + 2 + 8 - 4 - 2 + 7 - 6 =$

② $7 - 3 - 2 + 9 - 5 - 2 + 3 + 4 - 6 - 2 =$

③ $6 + 5 - 7 + 8 + 4 - 6 + 9 + 5 - 8 + 4 =$

④ $8 - 4 + 7 + 5 - 2 - 5 - 3 + 4 - 7 + 3 =$

⑤ $6 + 2 + 5 - 7 - 3 + 4 + 5 - 8 + 1 + 6 =$

⑥ $9 - 5 + 4 - 8 + 5 - 2 + 3 + 7 + 6 - 1 =$

⑦ $8 + 6 - 5 + 4 - 2 + 3 - 1 + 9 - 2 + 8 =$

⑧ $4 + 9 - 3 + 8 - 6 + 2 - 5 + 7 - 4 - 4 =$

⑨ $2 + 8 - 7 - 2 + 9 - 4 + 4 - 3 + 5 + 3 =$

⑩ $2 + 4 - 5 + 7 + 8 - 1 + 9 + 4 + 8 - 5 =$

296日
の答え ▶ ① 28 ② 12 ③ 23 ④ 8 ⑤ 25 ⑥ 10 ⑦ 16 ⑧ 11 ⑨ 23 ⑩ 16

時間の筆算です。□時間□分と答えましょう。

1　　　9 時間 15 分

　＋ 13 時間 20 分

　　□ 時間 □ 分

2　　14 時間 50 分

　－　7 時間 12 分

　　□ 時間 □ 分

3　　16 時間 32 分

　＋ 12 時間 19 分

　　□ 時間 □ 分

4　　15 時間 46 分

　＋ 11 時間 52 分

　　□ 時間 □ 分

5　　15 時間 17 分

　－　4 時間 28 分

　　□ 時間 □ 分

6　　　6 時間 35 分

　＋ 18 時間 50 分

　　□ 時間 □ 分

7　　11 時間 24 分

　＋ 19 時間 47 分

　　□ 時間 □ 分

8　　17 時間 55 分

　－　2 時間　7 分

　　□ 時間 □ 分

297日の答え▶

1 －, ＋　2 ＋, －　3 ＋, ＋　4 －, ＋　5 ＋, －　6 ＋, －　7 －, ＋
8 －, ＋　9 ＋, －　10 －, －　11 ＋, －　12 ＋, －　13 －, ＋　14 ＋, ＋
15 ＋, －　16 －, ＋　17 －, －　18 ＋, －　19 －, ＋　20 ＋, －

次の計算をしましょう。

1　$14 - 5 - 7 =$

11　$7 + 12 + 3 =$

2　$4 \div 2 =$

12　$8 \times 2 =$

3　$6 + 5 + 9 =$

13　$13 - 10 + 7 =$

4　$7 \times 5 =$

14　$21 - 8 =$

5　$18 - 10 =$

15　$4 + 18 - 3 =$

6　$19 - 3 + 5 =$

16　$12 - 5 - 2 =$

7　$4 + 13 - 6 =$

17　$3 \times 7 =$

8　$9 \div 1 =$

18　$28 \div 7 =$

9　$15 - 2 - 6 =$

19　$6 + 16 - 8 =$

10　$4 \times 5 =$

20　$3 + 19 =$

線でつながったマスどうしを足して、□に答えを書きましょう。

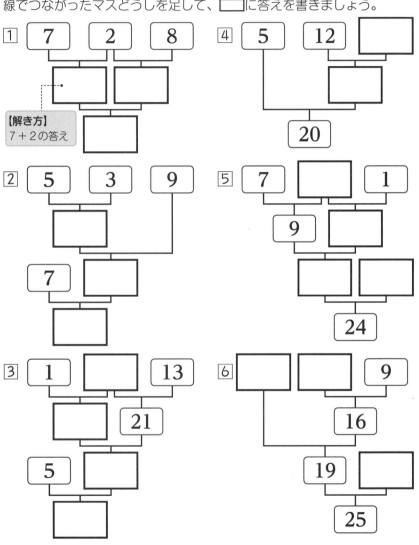

1 7 2 8

【解き方】
7＋2の答え

4 5 12

20

2 5 3 9

7

3 1 13

21

5

5 7 1

9

24

6 9

16

19

25

次の計算をしましょう。

1　1 + 7 + 9 = ☐　　11　12 + 9 − 3 = ☐

2　6 − 4 + 5 = ☐　　12　7 − 6 + 8 = ☐

3　3 + 8 − 2 = ☐　　13　2 + 13 − 4 = ☐

4　10 − 7 + 3 = ☐　　14　5 + 8 + 5 = ☐

5　5 + 15 − 9 = ☐　　15　9 − 7 + 12 = ☐

6　8 + 13 − 7 = ☐　　16　3 + 16 + 4 = ☐

7　4 + 5 + 1 = ☐　　17　12 − 7 − 4 = ☐

8　9 − 8 + 3 = ☐　　18　18 − 9 + 5 = ☐

9　13 − 9 − 2 = ☐　　19　6 + 6 + 3 = ☐

10　2 + 10 − 9 = ☐　　20　20 − 4 + 7 = ☐

300日▶ 1 2　2 2　3 20　4 35　5 8　6 21　7 11　8 9　9 7　10 20
の答え　11 22　12 16　13 10　14 13　15 19　16 5　17 21　18 4　19 14　20 22

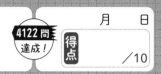

できるだけ早く計算をしましょう。数字をメモして計算してもOKです。

1　$2 + 5 + 4 - 3 + 8 - 7 - 2 + 4 + 8 - 3 =$

2　$6 - 1 - 3 + 8 - 5 + 4 - 6 + 7 - 5 + 7 =$

3　$9 - 2 + 5 + 1 - 6 + 9 - 5 + 4 - 8 + 1 =$

4　$7 + 4 - 6 + 4 - 3 + 2 - 6 + 7 - 3 + 5 =$

5　$5 - 3 + 7 - 2 + 4 - 1 + 8 - 3 + 1 - 2 =$

6　$8 - 5 + 3 - 1 + 5 - 2 + 9 - 6 - 7 + 3 =$

7　$3 + 2 + 1 + 6 - 4 + 9 - 3 - 4 + 8 + 6 =$

8　$7 + 1 - 4 + 2 + 8 - 4 + 6 + 5 - 3 + 4 =$

9　$9 + 8 + 2 - 4 + 9 + 6 - 5 + 8 - 2 + 7 =$

10　$4 - 2 + 5 + 8 + 7 - 3 + 8 - 2 + 1 + 8 =$

301日
の答え ▶ 1 9, 10, 19 2 8, 17, 24 3 8, 9, 30, 35 4 3, 15
5 2, 3, 12, 12 6 3, 7, 6
※上段から下段、左から右の順です。

306

□にあてはまる数を書きましょう。

1　4 + □ = 11

2　□ ÷ 2 = 7

3　9 × □ = 9

4　□ − 6 = 5

5　6 + □ = 12

6　□ × 5 = 15

7　18 ÷ □ = 3

8　□ − 7 = 13

9　2 + □ = 14

10　4 × □ = 16

11　□ ÷ 6 = 7

12　□ − 5 = 16

13　4 × □ = 36

14　□ − 18 = 4

15　11 + □ = 13

16　36 ÷ □ = 6

17　□ + 6 = 14

18　14 ÷ □ = 2

19　4 × □ = 20

20　□ − 17 = 8

302日の答え▶ 1 17　2 7　3 9　4 6　5 11　6 14　7 10　8 4　9 2　10 3
11 18　12 9　13 11　14 18　15 14　16 23　17 1　18 14　19 15　20 23

307

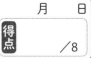
次の計算をしましょう。

1
```
    4  1
+   3  7
```

5
```
    7  0
-   5  8
```

2
```
    5  2
-   1  0
```

6
```
    6  1
+   9  9
```

3
```
    6  4
+   7  5
```

7
```
    3  6
-   2  5
```

4
```
    9  6
-   4  7
```

8
```
    5  8
+   3  3
```

303日
の答え ▶ 1 16　2 12　3 8　4 11　5 14　6 7　7 24　8 22　9 38　10 34

308

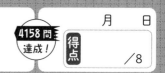

時間の筆算です。□時間□分と答えましょう。

① 　　16 時間 20 分
　− 　 8 時間 18 分

　□ 時間 □ 分

② 　　 5 時間 14 分
　＋ 　12 時間 29 分

　□ 時間 □ 分

③ 　　15 時間 30 分
　＋ 　 9 時間 47 分

　□ 時間 □ 分

④ 　　10 時間 45 分
　− 　 5 時間 28 分

　□ 時間 □ 分

⑤ 　　21 時間 43 分
　＋ 　 7 時間 52 分

　□ 時間 □ 分

⑥ 　　 9 時間 18 分
　＋ 　13 時間 5 分

　□ 時間 □ 分

⑦ 　　21 時間 29 分
　− 　17 時間 35 分

　□ 時間 □ 分

⑧ 　　11 時間 41 分
　＋ 　16 時間 39 分

　□ 時間 □ 分

304日の答え▶ ①7 ②14 ③1 ④11 ⑤6 ⑥3 ⑦6 ⑧20 ⑨12 ⑩4
⑪42 ⑫21 ⑬9 ⑭22 ⑮2 ⑯6 ⑰8 ⑱7 ⑲5 ⑳25

□には、＋か－が入ります。あてはまる符号を書き式を完成させましょう。

1 5 □ 8 □ 6 = 7

2 9 □ 2 □ 3 = 4

3 7 □ 4 □ 5 = 8

4 13 □ 2 □ 4 = 15

5 2 □ 5 □ 4 = 3

6 8 □ 8 □ 2 = 18

7 5 □ 4 □ 9 = 10

8 12 □ 7 □ 3 = 8

9 14 □ 5 □ 2 = 17

10 6 □ 1 □ 11 = 16

11 7 □ 4 □ 16 = 19

12 9 □ 3 □ 7 = 5

13 18 □ 5 □ 9 = 4

14 2 □ 12 □ 3 = 17

15 4 □ 19 □ 8 = 15

16 11 □ 7 □ 1 = 5

17 8 □ 13 □ 9 = 12

18 6 □ 2 □ 14 = 18

19 3 □ 7 □ 9 = 19

20 16 □ 8 □ 5 = 3

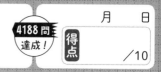
できるだけ早く計算をしましょう。数字をメモして計算してもOKです。

1　$3 - 2 + 9 + 7 - 5 + 8 - 6 + 3 + 7 - 4 =$

2　$6 + 5 - 3 - 4 + 8 - 2 - 6 + 7 + 1 + 5 =$

3　$2 + 6 + 8 - 1 - 3 + 8 + 6 - 3 + 4 + 9 =$

4　$7 - 2 + 4 + 8 - 5 - 3 + 4 + 7 - 2 + 6 =$

5　$4 - 1 + 2 + 5 + 4 - 6 + 8 - 5 + 9 - 2 =$

6　$1 + 8 - 6 + 4 - 2 + 7 - 3 - 4 + 2 - 6 =$

7　$6 - 4 + 7 + 8 - 5 + 9 - 2 - 6 + 5 + 9 =$

8　$8 + 1 + 5 - 6 - 2 + 4 - 5 + 8 - 2 + 4 =$

9　$9 + 7 - 4 - 5 + 8 - 3 + 1 + 4 - 2 + 8 =$

10　$3 + 5 - 1 + 9 - 6 + 7 - 8 - 2 + 4 + 5 =$

306日
の答え
1 8, 2　2 17, 43　3 25, 17　4 5, 17
5 29, 35　6 22, 23　7 3, 54　8 28, 20

4208問達成！

得点 ／20

月　　日

次の計算をしましょう。

1　$7 + 12 + 3 =$ ☐

11　$9 + 2 - 8 =$ ☐

2　$6 \times 6 =$ ☐

12　$12 \div 6 =$ ☐

3　$13 + 7 - 4 =$ ☐

13　$17 - 4 =$ ☐

4　$24 \div 8 =$ ☐

14　$8 \times 5 =$ ☐

5　$11 - 6 =$ ☐

15　$3 - 2 + 15 =$ ☐

6　$15 - 2 + 8 =$ ☐

16　$2 \div 2 =$ ☐

7　$17 - 9 - 3 =$ ☐

17　$9 \times 2 =$ ☐

8　$3 \times 2 =$ ☐

18　$14 + 8 =$ ☐

9　$14 + 5 - 6 =$ ☐

19　$5 + 5 - 3 =$ ☐

10　$7 + 16 =$ ☐

20　$40 \div 5 =$ ☐

307日の答え▶

1 +, − 　2 −, − 　3 −, + 　4 −, + 　5 +, − 　6 +, + 　7 −, +
8 −, + 　9 +, − 　10 −, + 　11 +, + 　12 +, − 　13 −, − 　14 +, +
15 +, − 　16 −, + 　17 +, − 　18 +, + 　19 +, + 　20 −, −

312

コインで足し算。合計額はいくらになるでしょう。

1　(100) (1) (50) (10) (50) (1) (5) (100)　　☐ 円

2　(500) (1) (500) (1) (100) (500) (50) (1)　　☐ 円

3　(50) (5) (10) (100) (50) (1) (100) (5)　　☐ 円

4　(10) (50) (100) (100) (10) (100) (1) (500)　　☐ 円

5　(1) (100) (10) (1) (100) (1) (100) (50)　　☐ 円

6　(500) (50) (100) (50) (500) (100) (10) (10)　　☐ 円

7　(5) (10) (1) (5) (1) (1) (10) (1)　　☐ 円

8　(100) (10) (500) (10) (500) (1) (10) (5)　　☐ 円

9　(5) (5) (10) (5) (10) (5) (5) (50)　　☐ 円

10　(10) (500) (100) (500) (1) (5) (50) (10)　　☐ 円

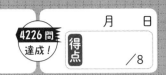
時間の筆算です。□時間□分と答えましょう。

1
    10 時間 12 分
 +   5 時間 30 分
 ─────────────────
    □ 時間 □ 分

5
    18 時間 12 分
 − 12 時間 49 分
 ─────────────────
    □ 時間 □ 分

2
    14 時間 50 分
 −   6 時間 11 分
 ─────────────────
    □ 時間 □ 分

6
     7 時間 37 分
 + 16 時間 51 分
 ─────────────────
    □ 時間 □ 分

3
     7 時間 25 分
 + 13 時間 45 分
 ─────────────────
    □ 時間 □ 分

7
    25 時間 42 分
 +   3 時間 8 分
 ─────────────────
    □ 時間 □ 分

4
    11 時間 30 分
 + 15 時間 52 分
 ─────────────────
    □ 時間 □ 分

8
    15 時間 16 分
 −   6 時間 53 分
 ─────────────────
    □ 時間 □ 分

309日
の答え▶ 1 22　2 36　3 16　4 3　5 5　6 21　7 5　8 6　9 13　10 23
11 3　12 2　13 13　14 40　15 16　16 1　17 18　18 22　19 7　20 8

314

□にあてはまる数を書きましょう。

1　□ ÷ 3 = 8

2　□ + 5 = 9

3　7 × □ = 42

4　□ − 4 = 10

5　9 ÷ □ = 3

6　6 + □ = 19

7　□ × 5 = 40

8　□ − 2 = 11

9　3 ÷ □ = 1

10　12 − □ = 7

11　8 + □ = 16

12　□ × 2 = 4

13　□ ÷ 9 = 6

14　□ − 7 = 14

15　16 + □ = 20

16　3 × □ = 18

17　□ ÷ 7 = 5

18　□ − 12 = 8

19　4 + □ = 7

20　□ × 9 = 18

310日
の答え ▶ 1 317　2 1653　3 321　4 871　5 363
6 1320　7 34　8 1136　9 95　10 1176

315

できるだけ早く計算をしましょう。数字をメモして計算してもOKです。

1　$8 + 5 - 6 + 4 - 2 + 9 - 3 + 7 - 6 - 4 =$

2　$7 + 5 - 4 + 7 - 3 + 2 - 6 - 5 + 8 + 7 =$

3　$4 - 2 + 8 - 2 + 6 - 8 + 4 - 2 - 4 + 6 =$

4　$3 + 9 + 7 - 5 + 8 + 4 - 5 + 3 - 9 + 5 =$

5　$8 - 2 - 3 + 7 - 5 - 1 + 7 + 8 - 3 - 1 =$

6　$4 + 9 - 7 - 2 - 3 + 5 + 9 - 2 + 8 + 4 =$

7　$5 - 3 + 5 - 2 - 4 + 8 + 8 - 6 - 4 + 8 =$

8　$3 - 1 + 6 + 7 + 2 + 6 - 4 + 9 + 5 + 4 =$

9　$7 + 8 - 2 - 6 + 5 - 9 + 4 + 8 - 7 + 6 =$

10　$2 + 9 - 4 + 8 + 3 - 6 + 9 - 3 + 8 + 1 =$

311日▶ の答え　1 15, 42　2 8, 39　3 21, 10　4 27, 22
5 5, 23　6 24, 28　7 28, 50　8 8, 23

□には、＋か－が入ります。あてはまる符号を書き式を完成させましょう。

① 15 □ 7 □ 2 = 6

② 8 □ 4 □ 12 = 16

③ 3 □ 9 □ 5 = 7

④ 2 □ 11 □ 8 = 5

⑤ 12 □ 7 □ 6 = 11

⑥ 4 □ 8 □ 3 = 15

⑦ 10 □ 2 □ 4 = 12

⑧ 1 □ 15 □ 2 = 14

⑨ 9 □ 6 □ 5 = 8

⑩ 7 □ 5 □ 3 = 15

⑪ 13 □ 6 □ 2 = 17

⑫ 2 □ 5 □ 4 = 3

⑬ 5 □ 1 □ 9 = 13

⑭ 11 □ 7 □ 2 = 6

⑮ 14 □ 9 □ 3 = 2

⑯ 8 □ 2 □ 4 = 14

⑰ 7 □ 3 □ 14 = 18

⑱ 12 □ 5 □ 7 = 10

⑲ 3 □ 8 □ 2 = 9

⑳ 6 □ 4 □ 18 = 20

計算をして、答えを数字で書きましょう。文字を数字で書いて計算してもOKです。

1 六十六 − 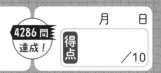 − ニジュウハチ ＝ ☐

2 じゅうさん ＋ ヨンジュウナナ − ⚃ ＝ ☐

3 ヨンジュウサン − 三十五 ＋ よんじゅうろく ＝ ☐

4 ⚁ ＋ にじゅうきゅう ＋ 十三 ＝ ☐

5 三十七 − ジュウヨン ＋ ⚃ ＝ ☐

6 ごじゅうよん − 二十二 ＋ サンジュウニ ＝ ☐

7 ⚂ ＋ 五十四 − にじゅうろく ＝ ☐

8 ヨンジュウイチ ＋ ⚀ − にじゅうご ＝ ☐

9 五十七 − さんじゅうはち ＋ ⚁ ＝ ☐

10 ⚃ ＋ 十三 − じゅう ＝ ☐

313日の答え ▶ 1 12　2 18　3 10　4 20　5 15　6 25　7 15　8 37　9 14　10 27

318

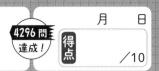
コインで足し算。合計額はいくらになるでしょう。

1　⑤ ⑩ ㊿ ① ⑩ ⑤ ① ①　　□ 円

2　⑩⓪ ㊿ ⑤⓪⓪ ⑤ ⑩⓪ ⑩ ① ⑩⓪　　□ 円

3　⑩ ⑩⓪ ㊿ ⑩⓪ ㊿ ① ⑩ ⑩　　□ 円

4　⑤⓪⓪ ⑩ ⑤⓪⓪ ① ㊿ ㊿ ① ⑤　　□ 円

5　㊿ ⑤ ㊿ ① ① ⑩⓪ ⑩ ⑤⓪⓪　　□ 円

6　① ⑤⓪⓪ ① ⑤⓪⓪ ㊿ ① ⑩⓪ ㊿　　□ 円

7　⑤ ① ⑩ ⑤ ① ⑤ ⑩ ①　　□ 円

8　⑩⓪ ① ⑤⓪⓪ ⑩ ⑩⓪ ⑤⓪⓪ ⑩ ⑤　　□ 円

9　㊿ ⑩⓪ ⑩ ⑤ ① ⑤⓪⓪ ⑤ ⑩　　□ 円

10　⑤⓪⓪ ㊿ ⑩⓪ ⑤⓪⓪ ① ㊿ ⑩ ⑤⓪⓪　　□ 円

314日
の答え ▶
1 −, − 2 −, + 3 +, − 4 +, − 5 −, + 6 +, + 7 −, +
8 +, − 9 −, + 10 +, + 11 +, − 12 +, − 13 −, + 14 −, +
15 −, − 16 +, + 17 −, + 18 +, − 19 +, − 20 −, +

できるだけ早く計算をしましょう。数字をメモして計算してもOKです。

1　$4 + 8 - 3 + 2 - 5 + 8 - 1 + 7 - 6 + 2 =$

2　$6 - 3 + 9 + 6 - 7 - 2 + 9 - 2 + 5 + 8 =$

3　$9 + 5 + 4 - 3 + 8 - 2 - 4 + 8 + 6 - 5 =$

4　$8 - 3 + 5 - 4 + 6 - 4 + 7 - 6 + 9 - 3 =$

5　$1 + 8 - 3 + 7 - 4 + 8 - 6 - 3 + 8 - 2 =$

6　$6 + 7 - 2 - 8 + 5 - 3 + 9 - 2 + 7 + 8 =$

7　$5 - 2 + 8 + 6 - 4 + 5 - 3 + 4 - 5 + 7 =$

8　$8 - 1 + 3 + 4 - 5 - 2 + 6 - 9 + 3 - 1 =$

9　$2 + 7 - 1 + 5 + 4 - 3 - 2 + 6 - 5 + 9 =$

10　$4 + 4 - 5 + 6 + 7 - 3 + 6 - 2 + 4 + 3 =$

315日▶　1 35　2 55　3 54　4 44　5 27
の答え　6 64　7 31　8 17　9 21　10 7

318日

2つの数と3つの数の計算

4326問達成！

月　日

得点　／20

次の計算をしましょう。

1　2 × 5 =

11　12 − 3 =

2　14 ÷ 7 =

12　8 × 7 =

3　1 + 3 + 6 =

13　9 + 11 − 5 =

4　13 − 9 =

14　72 ÷ 9 =

5　10 − 5 + 12 =

15　3 × 4 =

6　54 ÷ 6 =

16　17 − 9 =

7　5 + 17 − 8 =

17　4 + 13 + 2 =

8　7 × 7 =

18　8 + 18 − 5 =

9　16 − 4 − 5 =

19　19 + 7 =

10　20 ÷ 5 =

20　3 × 8 =

316日
の答え▶ 1 83　2 866　3 331　4 1117　5 717
6 1203　7 38　8 1226　9 681　10 1711

321

□にあてはまる数を書きましょう。

1 　□ + 2 = 9

2 　2 × □ = 12

3 　□ ÷ 8 = 8

4 　□ − 3 = 2

5 　6 + □ = 13

6 　12 ÷ □ = 4

7 　□ × 7 = 63

8 　9 − □ = 5

9 　□ + 11 = 16

10 　8 ÷ □ = 2

11 　□ × 4 = 28

12 　19 − □ = 5

13 　13 + □ = 21

14 　□ ÷ 7 = 7

15 　3 × □ = 27

16 　□ − 9 = 16

17 　□ + 5 = 8

18 　35 ÷ □ = 7

19 　4 × □ = 12

20 　□ − 8 = 18

317日の答え▶ 1 16　2 29　3 26　4 15　5 14　6 27　7 21　8 6　9 22　10 24

できるだけ早く計算をしましょう。数字をメモして計算してもOKです。

1　$8 + 4 - 3 + 5 + 6 - 2 - 4 + 8 + 9 + 3 =$

2　$6 + 5 - 3 - 7 + 4 - 2 + 9 - 2 + 5 - 4 =$

3　$9 - 5 + 8 - 2 - 3 + 8 - 4 + 5 + 2 - 6 =$

4　$8 - 4 + 6 + 5 - 8 + 6 - 7 + 8 - 2 + 8 =$

5　$5 + 7 - 2 - 6 + 1 + 8 - 6 + 9 + 8 - 2 =$

6　$7 - 1 - 4 + 9 + 5 - 3 + 8 - 2 + 3 + 6 =$

7　$3 + 4 - 5 + 7 - 1 + 6 - 2 + 8 + 7 - 3 =$

8　$8 + 1 + 9 - 6 - 3 + 2 + 4 + 7 - 5 - 8 =$

9　$2 + 7 - 5 + 3 + 2 - 6 + 8 + 2 - 1 + 5 =$

10　$5 + 9 - 1 + 7 - 8 - 1 + 9 + 4 + 8 - 6 =$

318日
の答え▶ 1 10　2 2　3 10　4 4　5 17　6 9　7 14　8 49　9 7　10 4
11 9　12 56　13 15　14 8　15 12　16 8　17 19　18 21　19 26　20 24

月　日

得点　／20

□には、＋かーが入ります。あてはまる符号を書き式を完成させましょう。

1　5 □ 8 □ 3 ＝10

2　14 □ 7 □ 2 ＝ 9

3　3 □ 9 □ 6 ＝ 6

4　7 □ 3 □ 1 ＝ 5

5　2 □ 5 □ 8 ＝15

6　9 □ 7 □ 1 ＝ 3

7　13 □ 4 □ 3 ＝14

8　4 □ 5 □ 11 ＝20

9　6 □ 13 □ 7 ＝12

10　8 □ 3 □ 2 ＝ 7

11　3 □ 18 □ 9 ＝12

12　6 □ 4 □ 2 ＝ 4

13　17 □ 2 □ 7 ＝ 8

14　5 □ 3 □ 11 ＝13

15　2 □ 16 □ 9 ＝ 9

16　13 □ 7 □ 2 ＝18

17　8 □ 5 □ 7 ＝10

18　10 □ 9 □ 1 ＝ 2

19　11 □ 2 □ 2 ＝ 7

20　3 □ 9 □ 4 ＝16

319日▶ 1 7　2 6　3 64　4 5　5 7　6 3　7 9　8 4　9 5　10 4
の答え▶ 11 7　12 14　13 8　14 49　15 9　16 25　17 3　18 5　19 3　20 26

324

□にあてはまる数を書きましょう。

1
```
    □ 3
 +  2 □
 ───────
    5 7
```

2
```
    □ 4
 -  3 1
 ───────
    6 □
```

3
```
    4 □
 +  □ 5
 ───────
  1 2 1
```

4
```
    □ 6
 +  4 □
 ───────
    7 3
```

5
```
    5 □
 +  □ 8
 ───────
  1 4 2
```

6
```
    6 □
 +  1 7
 ───────
    □ 4
```

7
```
    □ 5
 +  3 □
 ───────
    9 7
```

8
```
    □ 0
 -  1 4
 ───────
    2 □
```

320日
の答え ▶ ①34 ②11 ③12 ④20 ⑤22 ⑥28 ⑦24 ⑧9 ⑨17 ⑩26

次の計算をしましょう。

1　8 + 2 − 3 =

2　5 − 4 + 9 =

3　10 − 3 − 6 =

4　7 − 5 + 2 =

5　9 + 9 − 5 =

6　12 − 3 + 8 =

7　10 + 7 − 3 =

8　6 + 8 + 2 =

9　11 − 7 + 1 =

10　3 + 15 − 6 =

11　9 − 4 + 6 =

12　2 + 5 + 8 =

13　19 − 2 − 4 =

14　8 + 12 − 6 =

15　5 − 3 + 14 =

16　17 − 8 − 7 =

17　1 + 14 + 8 =

18　9 + 16 − 3 =

19　4 − 1 + 17 =

20　12 − 8 + 5 =

321日
の答え ▶ 1 +, − 2 −, + 3 +, − 4 −, + 5 +, + 6 −, + 7 +, −
8 +, + 9 +, − 10 −, + 11 +, − 12 −, + 13 −, − 14 −, +
15 +, − 16 +, − 17 −, + 18 −, + 19 −, − 20 +, +

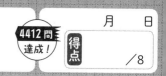
時間の筆算です。□時間□分と答えましょう。

1　　11 時間 22 分
　－　7 時間 15 分
　　　□ 時間 □ 分

5　　18 時間 20 分
　＋　2 時間 55 分
　　　□ 時間 □ 分

2　　 9 時間 16 分
　＋ 15 時間 18 分
　　　□ 時間 □ 分

6　　19 時間 30 分
　－　4 時間 44 分
　　　□ 時間 □ 分

3　　12 時間 45 分
　＋　6 時間 20 分
　　　□ 時間 □ 分

7　　 8 時間 51 分
　＋ 13 時間 43 分
　　　□ 時間 □ 分

4　　16 時間 35 分
　－　9 時間 21 分
　　　□ 時間 □ 分

8　　14 時間 8 分
　＋ 17 時間 57 分
　　　□ 時間 □ 分

322日
の答え▶
1 3, 4　2 9, 3　3 6, 7　4 2, 7
5 4, 8　6 7, 8　7 6, 2　8 4, 6
※上段、下段の順です。

327

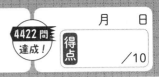
できるだけ早く計算をしましょう。数字をメモして計算してもOKです。

1 $5 + 7 - 3 + 2 + 9 - 8 - 4 + 3 + 1 - 6 =$ ☐

2 $6 + 9 - 8 + 4 - 5 + 7 - 4 + 3 - 9 + 1 =$ ☐

3 $2 - 1 + 9 - 3 + 8 - 1 + 2 + 5 + 3 - 4 =$ ☐

4 $8 - 4 + 7 + 5 - 2 + 4 - 7 + 3 - 8 + 5 =$ ☐

5 $9 + 3 - 5 + 8 - 3 + 2 - 6 + 9 - 6 - 3 =$ ☐

6 $7 + 8 - 6 + 4 - 3 + 9 - 5 - 8 + 4 - 7 =$ ☐

7 $3 - 1 + 9 - 2 - 4 + 6 - 8 + 2 + 5 + 9 =$ ☐

8 $8 - 7 + 1 + 7 - 5 + 8 - 2 + 9 - 4 - 6 =$ ☐

9 $2 + 9 - 4 - 5 + 7 - 3 + 6 - 1 - 8 + 2 =$ ☐

10 $4 - 1 - 2 + 9 + 8 - 6 + 2 - 5 + 7 - 3 =$ ☐

323日 ▶ ① 7 ② 10 ③ 1 ④ 4 ⑤ 13 ⑥ 17 ⑦ 14 ⑧ 16 ⑨ 5 ⑩ 12
の答え　⑪ 11 ⑫ 15 ⑬ 13 ⑭ 14 ⑮ 16 ⑯ 2 ⑰ 23 ⑱ 22 ⑲ 20 ⑳ 9

筆算

次の計算をしましょう。

1
```
    5  2
 －  4  5
 ────────
```

5
```
    6  3
 ＋  5  1
 ────────
```

2
```
    6  7
 ＋  5  1
 ────────
```

6
```
    7  0
 －  2  2
 ────────
```

3
```
    8  8
 －  3  9
 ────────
```

7
```
    3  9
 ＋  5  4
 ────────
```

4
```
    7  2
 ＋  2  8
 ────────
```

8
```
    6  4
 －  4  3
 ────────
```

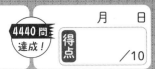

コインで足し算。合計額はいくらになるでしょう。

1　(100) (50) (500) (1) (500) (50) (100) (10) ☐ 円

2　(500) (1) (10) (100) (1) (500) (5) (1) ☐ 円

3　(10) (1) (10) (1) (50) (1) (1) (10) ☐ 円

4　(50) (100) (50) (10) (100) (10) (500) (100) ☐ 円

5　(1) (100) (10) (5) (100) (5) (10) (5) ☐ 円

6　(5) (50) (10) (1) (5) (10) (1) (10) ☐ 円

7　(500) (100) (10) (1) (50) (5) (500) (500) ☐ 円

8　(100) (1) (5) (500) (10) (100) (5) (50) ☐ 円

9　(100) (10) (100) (50) (100) (5) (100) (10) ☐ 円

10　(1) (500) (100) (5) (1) (500) (10) (5) ☐ 円

325日
の答え ▶ ①6 ②4 ③20 ④11 ⑤8 ⑥3 ⑦19 ⑧9 ⑨5 ⑩13

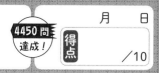

できるだけ早く計算をしましょう。数字をメモして計算してもOKです。

1. $9 - 2 + 8 + 5 + 3 - 4 + 7 + 6 - 1 + 2 =$

2. $5 + 1 - 4 + 8 - 2 + 3 - 9 + 4 + 6 - 5 =$

3. $2 + 8 + 3 - 4 + 5 - 7 + 8 + 1 - 4 + 9 =$

4. $7 - 6 + 7 + 2 - 8 + 9 - 1 + 5 - 3 + 4 =$

5. $4 + 2 - 5 + 9 - 3 + 8 - 6 + 7 - 4 + 8 =$

6. $8 - 1 - 3 + 8 - 7 - 3 + 2 - 3 + 6 - 1 =$

7. $3 + 6 + 5 + 9 - 4 - 2 + 1 + 8 - 7 + 6 =$

8. $7 + 8 - 6 + 2 - 8 + 3 - 5 + 6 + 5 - 2 =$

9. $6 - 3 - 1 + 5 + 9 - 4 + 1 - 7 - 3 + 9 =$

10. $1 + 5 + 6 - 4 + 7 - 8 + 4 + 9 + 7 - 4 =$

326日
の答え ▶ 1 7　2 118　3 49　4 100　5 114　6 48　7 93　8 21

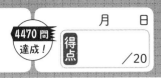
□にあてはまる数を書きましょう。

1　$5 \times \boxed{} = 10$

2　$\boxed{} \div 9 = 8$

3　$12 - \boxed{} = 5$

4　$3 + \boxed{} = 9$

5　$\boxed{} \times 1 = 4$

6　$\boxed{} - 7 = 7$

7　$18 \div \boxed{} = 2$

8　$\boxed{} + 7 = 10$

9　$20 - \boxed{} = 8$

10　$\boxed{} \times 4 = 20$

11　$\boxed{} \div 6 = 2$

12　$15 + \boxed{} = 23$

13　$21 - \boxed{} = 10$

14　$\boxed{} \times 8 = 32$

15　$25 \div \boxed{} = 5$

16　$\boxed{} + 9 = 18$

17　$\boxed{} - 4 = 6$

18　$19 + \boxed{} = 25$

19　$8 \times \boxed{} = 24$

20　$\boxed{} \div 5 = 3$

次の計算をしましょう。

1 13 − 4 + 7 =

2 9 ÷ 3 =

3 5 + 16 − 8 =

4 4 × 1 =

5 15 − 6 − 7 =

6 36 ÷ 9 =

7 5 × 5 =

8 14 + 1 − 6 =

9 17 − 8 + 2 =

10 15 ÷ 3 =

11 3 + 7 + 17 =

12 6 × 7 =

13 54 ÷ 9 =

14 8 + 18 − 6 =

15 24 − 7 − 7 =

16 30 ÷ 5 =

17 7 + 15 + 2 =

18 18 ÷ 3 =

19 4 + 17 − 9 =

20 2 × 7 =

328日の答え ▶ 1 33 2 7 3 21 4 16 5 20 6 6 7 25 8 10 9 12 10 23

時間の筆算です。□時間□分と答えましょう。

① 　　11 時間 10 分
　+ 　5 時間 34 分
　　　□ 時間 □ 分

⑤ 　　18 時間 10 分
　− 　10 時間 52 分
　　　□ 時間 □ 分

② 　　13 時間 25 分
　+ 　6 時間 45 分
　　　□ 時間 □ 分

⑥ 　　8 時間 13 分
　+ 　14 時間 29 分
　　　□ 時間 □ 分

③ 　　15 時間 55 分
　− 　7 時間 28 分
　　　□ 時間 □ 分

⑦ 　　12 時間 43 分
　+ 　17 時間 32 分
　　　□ 時間 □ 分

④ 　　19 時間 30 分
　+ 　12 時間 45 分
　　　□ 時間 □ 分

⑧ 　　16 時間 37 分
　− 　11 時間 52 分
　　　□ 時間 □ 分

4508問達成！

得点 ／10

月　　日

計算をして、答えを数字で書きましょう。文字を数字で書いて計算してもOKです。

1　にじゅうご　＋　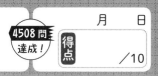　＋　十八　＝

2　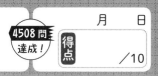　＋　三十九　－　ヨンジュウ　＝

3　ゴジュウハチ　＋　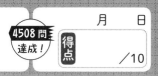　－　さんじゅうろく　＝

4　七十一　－　ごじゅうに　－　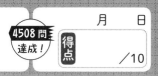　＝

5　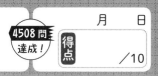　＋　ろくじゅうなな　－　二十八　＝

6　さんじゅうさん　－　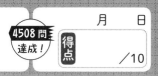　＋　ニジュウゴ　＝

7　四十三　－　ニジュウニ　－　じゅうきゅう　＝

8　ジュウゴ　＋　よんじゅうはち　－　二十四　＝

9　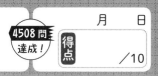　＋　サンジュウイチ　＋　にじゅうさん　＝

10　三十六　＋　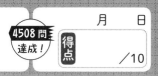　－　ニジュウロク　＝

330日
の答え▶ 1 16　2 3　3 13　4 4　5 2　6 4　7 25　8 9　9 11　10 5
11 27　12 42　13 6　14 20　15 10　16 6　17 24　18 6　19 12　20 14

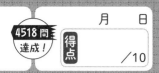
できるだけ早く計算をしましょう。数字をメモして計算してもOKです。

1　$5 - 3 + 7 + 2 - 4 + 6 - 9 + 8 + 1 - 6 =$ ☐

2　$7 + 4 - 8 + 3 + 7 - 5 + 9 + 1 - 6 + 4 =$ ☐

3　$2 + 8 + 3 - 4 - 1 + 6 - 7 + 2 + 5 - 9 =$ ☐

4　$6 - 3 + 8 + 7 - 5 + 2 + 4 + 1 - 8 + 3 =$ ☐

5　$4 + 9 - 6 + 1 + 5 + 2 - 3 + 7 + 4 - 3 =$ ☐

6　$9 - 4 - 3 + 8 - 2 + 8 + 5 - 6 + 3 + 1 =$ ☐

7　$7 + 1 + 4 - 9 + 5 + 2 - 6 + 8 - 7 + 4 =$ ☐

8　$8 - 2 - 5 + 7 + 6 + 3 - 5 + 9 - 2 - 8 =$ ☐

9　$2 + 4 + 8 + 5 - 7 - 1 + 6 + 2 - 3 + 9 =$ ☐

10　$5 + 7 - 9 + 4 + 3 - 6 + 7 - 5 + 2 - 3 =$ ☐

331日
の答え　1 16, 44　2 20, 10　3 8, 27　4 32, 15
　　　　5 7, 18　6 22, 42　7 30, 15　8 4, 45

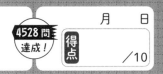
コインで足し算。合計額はいくらになるでしょう。

1　(5) (50) (1) (10) (1) (50) (10) (5)　□ 円

2　(100) (5) (10) (100) (10) (1) (5) (100)　□ 円

3　(50) (10) (1) (1) (50) (50) (10) (10)　□ 円

4　(50) (1) (500) (10) (10) (1) (500) (50)　□ 円

5　(1) (50) (5) (5) (10) (1) (5) (1)　□ 円

6　(100) (1) (500) (5) (100) (500) (1) (500)　□ 円

7　(10) (50) (5) (1) (5) (10) (1) (10)　□ 円

8　(500) (100) (10) (100) (50) (50) (1) (100)　□ 円

9　(50) (5) (50) (100) (50) (5) (100) (5)　□ 円

10　(100) (500) (10) (1) (100) (5) (10) (5)　□ 円

332日
の答え▶
1 44　2 3　3 24　4 16　5 44
6 52　7 2　8 39　9 57　10 15

335日 1つの穴あき計算

□にあてはまる数を書きましょう。

1　□ + 2 = 5

2　16 ÷ □ = 2

3　□ × 8 = 56

4　13 − □ = 3

5　8 × □ = 72

6　□ ÷ 3 = 7

7　17 + □ = 23

8　6 − □ = 5

9　□ × 2 = 6

10　7 ÷ □ = 1

11　18 − □ = 10

12　□ + 4 = 15

13　8 × □ = 48

14　13 + □ = 26

15　□ ÷ 2 = 1

16　25 − □ = 7

17　□ × 4 = 36

18　15 − □ = 12

19　□ ÷ 2 = 8

20　9 + □ = 21

333日の答え▶ 1 7　2 16　3 5　4 15　5 20　6 19　7 9　8 11　9 25　10 5

338

□には、＋か－が入ります。あてはまる符号を書き式を完成させましょう。

1　9 □ 4 □ 2 = 3

2　15 □ 7 □ 5 = 13

3　3 □ 9 □ 4 = 8

4　6 □ 1 □ 5 = 10

5　17 □ 5 □ 8 = 4

6　2 □ 12 □ 2 = 16

7　8 □ 6 □ 11 = 13

8　9 □ 2 □ 8 = 15

9　13 □ 4 □ 9 = 8

10　1 □ 3 □ 2 = 6

11　14 □ 9 □ 1 = 6

12　5 □ 2 □ 6 = 1

13　8 □ 4 □ 3 = 7

14　10 □ 1 □ 9 = 18

15　7 □ 4 □ 3 = 14

16　5 □ 3 □ 1 = 3

17　18 □ 5 □ 8 = 15

18　6 □ 2 □ 9 = 17

19　3 □ 15 □ 7 = 11

20　4 □ 1 □ 3 = 6

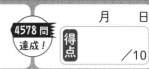
できるだけ早く計算をしましょう。数字をメモして計算してもOKです。

1　$2 + 8 - 3 + 5 + 9 - 4 - 6 + 7 + 2 - 3 =$

2　$5 + 9 + 1 + 3 - 4 - 2 + 8 + 6 - 7 + 5 =$

3　$9 - 4 + 3 - 2 + 9 - 6 - 5 + 2 + 9 - 7 =$

4　$3 - 1 + 7 + 6 - 2 + 9 - 5 + 3 + 4 + 8 =$

5　$1 + 5 - 2 - 3 + 6 + 7 - 8 + 2 + 9 - 5 =$

6　$8 + 3 - 7 + 1 + 4 - 2 + 6 - 3 + 7 + 4 =$

7　$6 - 2 + 5 + 4 - 3 + 7 - 6 + 9 - 1 - 3 =$

8　$8 - 7 + 6 + 2 + 5 + 6 - 4 + 9 - 8 - 2 =$

9　$7 + 2 + 3 - 8 + 4 - 1 + 3 + 5 - 4 + 9 =$

10　$4 + 7 - 5 + 3 - 2 - 6 + 7 - 4 + 2 + 5 =$

335日
の答え▶ 1 3　2 8　3 7　4 10　5 9　6 21　7 6　8 1　9 3　10 7
11 8　12 11　13 6　14 13　15 2　16 18　17 9　18 3　19 16　20 12

338 日 筆算

次の計算をしましょう。

1　　　3　7
　　+　4　5
　　　▭

5　　　8　1
　　−　5　3
　　　▭

2　　　6　0
　　−　2　3
　　　▭

6　　　7　5
　　+　8　6
　　　▭

3　　　4　4
　　+　9　4
　　　▭

7　　　9　5
　　−　2　7
　　　▭

4　　　8　2
　　+　6　8
　　　▭

8　　　8　1
　　−　4　1
　　　▭

336日
の答え▶
1 −, − 2 −, + 3 +, − 4 −, + 5 −, − 6 +, + 7 −, +
8 −, + 9 +, − 10 +, + 11 −, + 12 +, − 13 −, + 14 −, +
15 +, + 16 −, + 17 +, − 18 +, + 19 +, − 20 −, +

341

4594問
達成！

月　　日

得点　　／8

時間の筆算です。□時間□分と答えましょう。

1　　9 時間 25 分
　+ 12 時間 15 分
　　□ 時間 □ 分

5　　9 時間 31 分
　+ 18 時間 59 分
　　□ 時間 □ 分

2　 13 時間 50 分
　−　7 時間 28 分
　　□ 時間 □ 分

6　 17 時間 46 分
　+　2 時間 47 分
　　□ 時間 □ 分

3　 11 時間 19 分
　+ 16 時間 23 分
　　□ 時間 □ 分

7　 21 時間 12 分
　− 13 時間 35 分
　　□ 時間 □ 分

4　　8 時間 45 分
　−　7 時間 32 分
　　□ 時間 □ 分

8　 15 時間 50 分
　+ 12 時間 16 分
　　□ 時間 □ 分

337日の答え▶ ①17 ②24 ③8 ④32 ⑤12 ⑥21 ⑦16 ⑧15 ⑨20 ⑩11

次の計算をしましょう。

1　$32 \div 4 =$

2　$9 \times 7 =$

3　$17 - 5 + 3 =$

4　$4 \times 2 =$

5　$6 + 12 - 9 =$

6　$15 - 7 =$

7　$18 - 9 + 3 =$

8　$16 \div 4 =$

9　$7 \times 1 =$

10　$8 + 15 =$

11　$7 + 11 - 5 =$

12　$7 \times 6 =$

13　$23 - 4 =$

14　$5 + 12 + 5 =$

15　$17 - 8 - 8 =$

16　$2 \times 8 =$

17　$20 - 5 + 3 =$

18　$72 \div 8 =$

19　$22 - 15 =$

20　$3 + 9 + 6 =$

338日の答え ▶ 1 82　2 37　3 138　4 150　5 28　6 161　7 68　8 40

343

計算をして、答えを数字で書きましょう。文字を数字で書いて計算してもOKです。

1 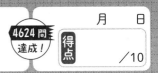 ＋ サンジュウニ － 二十七 ＝ ☐

2 四十六 － にじゅう － 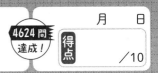 ＝ ☐

3 サンジュウナナ ＋ 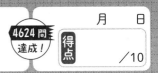 － じゅうきゅう ＝ ☐

4 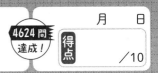 ＋ よんじゅういち ＋ 十五 ＝ ☐

5 五十一 － ニジュウサン － 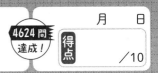 ＝ ☐

6 にじゅうご ＋ 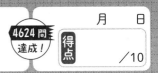 － 三十 ＝ ☐

7 ロクジュウハチ＋二十四－ヨンジュウハチ＝ ☐

8 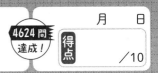 ＋ さんじゅう － 十六 ＝ ☐

9 はちじゅうさん － 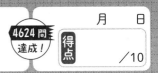 － ジュウナナ ＝ ☐

10 三十七 － じゅうご ＋ 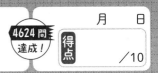 ＝ ☐

339日
の答え▶ 1 21, 40　2 6, 22　3 27, 42　4 1, 13
5 28, 30　6 20, 33　7 7, 37　8 28, 6

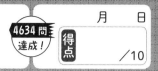
コインで足し算。合計額はいくらになるでしょう。

1. (500) (10) (5) (500) (10) (100) (1) (500) 　□ 円

2. (100) (1) (5) (1) (50) (100) (1) (50) 　□ 円

3. (50) (10) (5) (10) (5) (1) (10) (5) 　□ 円

4. (1) (100) (1) (10) (50) (1) (50) (10) 　□ 円

5. (5) (50) (100) (5) (10) (500) (100) (1) 　□ 円

6. (100) (10) (1) (50) (5) (100) (1) (100) 　□ 円

7. (10) (50) (1) (10) (1) (10) (1) (5) 　□ 円

8. (500) (100) (100) (500) (10) (500) (50) (500) 　□ 円

9. (1) (10) (500) (5) (10) (50) (5) (10) 　□ 円

10. (100) (100) (10) (10) (100) (5) (100) (50) 　□ 円

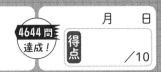

できるだけ早く計算をしましょう。数字をメモして計算してもOKです。

1 $6 - 1 - 3 + 2 + 7 + 4 - 6 + 8 + 3 - 1 =$

2 $7 + 2 - 6 + 5 + 3 - 8 + 2 + 5 - 4 + 9 =$

3 $3 - 1 + 7 - 4 + 5 + 9 - 1 + 6 + 7 - 3 =$

4 $8 + 4 + 2 + 3 - 6 + 1 - 5 + 9 - 5 - 2 =$

5 $5 - 2 - 1 + 7 + 4 + 3 - 6 + 8 + 2 + 6 =$

6 $9 + 7 - 8 + 3 - 2 - 5 + 4 - 5 + 6 - 3 =$

7 $4 + 5 + 3 + 7 - 6 + 8 - 2 + 9 - 4 + 5 =$

8 $6 - 2 + 9 + 3 - 5 + 7 - 4 + 8 - 1 + 9 =$

9 $7 - 4 - 2 + 8 + 3 - 9 + 7 + 1 - 5 - 4 =$

10 $9 + 3 - 8 + 2 - 4 + 6 + 7 - 9 + 3 + 1 =$

341日
の答え▶ 1 8　2 25　3 22　4 61　5 26
6 1　7 44　8 15　9 62　10 25

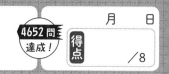
時間の筆算です。□時間□分と答えましょう。

1　　9 時間 17 分

＋ 14 時間 30 分

□ 時間 □ 分

5　 16 時間 26 分

－　8 時間 40 分

□ 時間 □ 分

2　　5 時間 18 分

＋ 12 時間 25 分

□ 時間 □ 分

6　　7 時間 49 分

＋ 17 時間 39 分

□ 時間 □ 分

3　 15 時間 34 分

－　7 時間 19 分

□ 時間 □ 分

7　 11 時間 13 分

＋　5 時間 28 分

□ 時間 □ 分

4　 16 時間 15 分

＋ 17 時間 55 分

□ 時間 □ 分

8　 20 時間 15 分

－　4 時間 32 分

□ 時間 □ 分

□にあてはまる数を書きましょう。

1　9 × □ = 63

2　□ ÷ 2 = 4

3　□ + 5 = 7

4　13 − □ = 9

5　6 + □ = 17

6　□ ÷ 5 = 9

7　□ × 8 = 48

8　19 − □ = 7

9　81 ÷ □ = 9

10　□ × 8 = 40

11　□ − 6 = 7

12　□ + 12 = 22

13　23 − □ = 19

14　□ ÷ 4 = 7

15　2 × □ = 10

16　13 + □ = 20

17　□ − 9 = 19

18　45 ÷ □ = 5

19　6 × □ = 24

20　□ + 18 = 21

343日 の答え ▶ 1 19　2 15　3 28　4 9　5 26　6 6　7 29　8 30　9 2　10 10

348

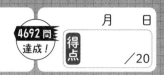
□には、＋か－が入ります。あてはまる符号を書き式を完成させましょう。

1 　8 □ 1 □ 3 = 12

2 　16 □ 4 □ 5 = 7

3 　6 □ 8 □ 9 = 5

4 　9 □ 6 □ 11 = 14

5 　19 □ 7 □ 6 = 6

6 　5 □ 4 □ 8 = 9

7 　12 □ 1 □ 3 = 16

8 　6 □ 2 □ 6 = 10

9 　14 □ 8 □ 5 = 1

10 　7 □ 5 □ 2 = 4

11 　11 □ 4 □ 5 = 2

12 　3 □ 15 □ 2 = 20

13 　13 □ 5 □ 9 = 9

14 　7 □ 3 □ 14 = 18

15 　20 □ 5 □ 8 = 7

16 　3 □ 3 □ 11 = 17

17 　5 □ 2 □ 1 = 2

18 　12 □ 5 □ 3 = 10

19 　6 □ 6 □ 8 = 4

20 　10 □ 4 □ 3 = 17

344日
の答え ▶ 1 23, 47　2 17, 43　3 8, 15　4 34, 10
5 7, 46　6 25, 28　7 16, 41　8 15, 43

349

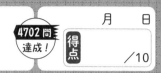
できるだけ早く計算をしましょう。数字をメモして計算してもOKです。

1　$6 + 4 - 7 + 2 - 3 + 9 - 8 + 5 - 1 + 9 =$

2　$2 + 5 - 4 + 9 - 7 - 3 + 2 + 8 - 4 - 1 =$

3　$3 - 1 + 9 - 5 - 2 + 8 - 3 + 4 + 1 + 7 =$

4　$9 - 3 - 4 + 8 - 2 + 7 - 4 + 6 - 4 + 5 =$

5　$4 + 6 + 3 + 2 - 5 + 7 - 2 + 1 + 9 - 8 =$

6　$5 + 7 - 8 + 3 - 4 - 1 + 6 - 5 + 2 + 8 =$

7　$8 - 3 + 7 - 5 + 2 + 6 - 4 + 8 - 3 + 6 =$

8　$7 - 4 + 2 + 6 - 5 + 3 - 9 + 8 + 1 - 4 =$

9　$1 + 9 - 3 + 7 - 2 - 5 + 6 + 4 - 9 + 3 =$

10　$9 - 3 - 5 + 2 + 8 - 7 + 5 - 1 + 6 + 9 =$

次の計算をしましょう。

1　$12 - 9 + 5 =$

11　$11 - 4 =$

2　$18 ÷ 2 =$

12　$48 ÷ 8 =$

3　$5 + 19 - 7 =$

13　$13 - 7 + 9 =$

4　$6 × 4 =$

14　$5 + 19 =$

5　$19 + 6 =$

15　$21 - 8 - 4 =$

6　$7 - 5 + 13 =$

16　$9 × 9 =$

7　$18 - 4 - 9 =$

17　$14 - 7 + 5 =$

8　$18 ÷ 6 =$

18　$8 ÷ 8 =$

9　$5 + 7 + 13 =$

19　$5 × 9 =$

10　$7 × 3 =$

20　$4 + 3 + 16 =$

346日
の答え ▶
1 +, +　2 -, -　3 +, -　4 -, +　5 -, -　6 -, +　7 +, +
8 -, +　9 -, -　10 -, +　11 -, -　12 +, +　13 +, -　14 -, +
15 -, -　16 +, +　17 -, -　18 -, +　19 +, -　20 +, +

351

□にあてはまる数を書きましょう。

1　$30 ÷ \boxed{} = 6$

2　$6 × \boxed{} = 54$

3　$\boxed{} + 4 = 7$

4　$\boxed{} - 8 = 9$

5　$11 + \boxed{} = 17$

6　$12 - \boxed{} = 10$

7　$\boxed{} ÷ 8 = 1$

8　$4 × \boxed{} = 16$

9　$\boxed{} + 2 = 12$

10　$19 - \boxed{} = 4$

11　$9 × \boxed{} = 27$

12　$\boxed{} ÷ 5 = 4$

13　$17 - \boxed{} = 16$

14　$\boxed{} + 3 = 19$

15　$\boxed{} × 7 = 14$

16　$32 ÷ \boxed{} = 8$

17　$\boxed{} + 19 = 26$

18　$10 - \boxed{} = 5$

19　$\boxed{} × 1 = 9$

20　$36 ÷ \boxed{} = 6$

347日
の答え▶ 1 16　2 7　3 21　4 18　5 17　6 13　7 22　8 5　9 11　10 23

352

次の計算をしましょう。

1 13 − 4 − 6 =

11 7 + 12 − 5 =

2 5 − 1 + 8 =

12 18 − 6 − 6 =

3 3 + 7 − 5 =

13 9 − 5 + 3 =

4 9 − 1 + 7 =

14 11 + 9 − 7 =

5 15 + 5 − 3 =

15 6 + 7 + 6 =

6 4 + 9 + 1 =

16 5 + 5 − 8 =

7 16 − 7 + 4 =

17 19 − 3 − 9 =

8 10 − 2 − 7 =

18 15 − 8 + 2 =

9 6 − 4 + 14 =

19 1 + 7 + 16 =

10 5 + 9 + 4 =

20 4 + 19 − 8 =

348日 ▶ 1 8 2 9 3 17 4 24 5 25 6 15 7 5 8 3 9 25 10 21
の答え ▶ 11 7 12 6 13 15 14 24 15 9 16 81 17 12 18 1 19 45 20 23

353

できるだけ早く計算をしましょう。数字をメモして計算してもOKです。

1　$5 - 3 + 6 + 2 + 8 - 7 - 1 + 4 + 3 - 9 =$

2　$1 + 8 - 5 + 4 + 6 - 2 + 7 + 3 - 8 - 1 =$

3　$9 - 4 + 3 + 5 - 7 + 1 - 5 + 7 + 2 + 5 =$

4　$6 - 1 + 2 + 7 - 4 + 6 - 3 - 1 - 2 + 8 =$

5　$2 + 5 - 6 + 8 - 5 + 7 - 2 + 4 + 3 - 6 =$

6　$4 + 3 - 2 + 5 - 9 + 8 - 1 - 3 + 4 + 2 =$

7　$9 - 5 - 3 + 7 - 2 + 6 - 8 + 5 - 1 + 9 =$

8　$7 - 4 + 5 + 6 - 1 - 3 + 7 + 1 - 8 - 3 =$

9　$8 + 9 - 4 + 7 + 5 - 1 - 2 + 9 - 3 + 5 =$

10　$3 + 7 - 8 + 2 + 4 - 5 + 8 - 1 + 8 - 4 =$

349日▶
の答え
1 5　2 9　3 3　4 17　5 6　6 2　7 8　8 4　9 10　10 15
11 3　12 20　13 1　14 16　15 2　16 4　17 7　18 5　19 9　20 6

352

日 時間の筆算

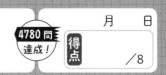

時間の筆算です。□時間□分と答えましょう。

1
```
     8 時間 20 分
 +  10 時間 32 分
```
□ 時間 □ 分

5
```
    16 時間 26 分
 -   7 時間 54 分
```
□ 時間 □ 分

2
```
    15 時間 51 分
 -   6 時間 43 分
```
□ 時間 □ 分

6
```
     3 時間 18 分
 +  24 時間 57 分
```
□ 時間 □ 分

3
```
     7 時間 38 分
 +  12 時間 25 分
```
□ 時間 □ 分

7
```
    18 時間 29 分
 -   9 時間 28 分
```
□ 時間 □ 分

4
```
    19 時間 19 分
 +  11 時間 14 分
```
□ 時間 □ 分

8
```
    13 時間 45 分
 +   5 時間 43 分
```
□ 時間 □ 分

350日 の答え ▶ 1 3 2 12 3 5 4 15 5 17 6 14 7 13 8 1 9 16 10 18 11 14 12 6 13 7 14 13 15 19 16 2 17 7 18 9 19 24 20 15

355

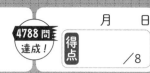
□にあてはまる数を書きましょう。

1
```
    □  2
 -  4  □
 ─────
    3  0
```

5
```
    4  1
 + □  7
 ─────
    8  □
```

2
```
    5  □
 + □  2
 ─────
    8  3
```

6
```
    □  6
 + 2  □
 ─────
 1  0  0
```

3
```
    7  □
 + 8  5
 ─────
 1  □  4
```

7
```
    3  □
 + □  9
 ─────
    9  7
```

4
```
    6  3
 + □  9
 ─────
 1  2  □
```

8
```
    □  4
 - 1  □
 ─────
    7  6
```

351日
の答え ▶ 1 8　2 13　3 16　4 18　5 10　6 11　7 17　8 7　9 33　10 14

356

全部でいくら

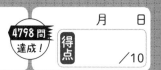

コインで足し算。合計額はいくらになるでしょう。

1　⑩ ⑤⓪⓪ ① ① ⑤⓪⓪ ⑤⓪ ⑤ ⑩⓪ 　　　　　円

2　① ⑩ ⑤ ⑤ ⑩ ① ⑤ ⑩ 　　　　　円

3　⑤⓪⓪ ⑩⓪ ⑤ ⑩ ⑩ ① ⑩⓪ ⑤ 　　　　　円

4　⑩⓪ ⑩ ⑩⓪ ⑩⓪ ⑤ ⑩⓪ ⑤⓪ ⑤⓪⓪ 　　　　　円

5　⑤⓪ ⑤⓪ ⑩⓪ ⑩⓪ ① ⑤⓪ ⑤ ⑤⓪ 　　　　　円

6　⑩ ⑩⓪ ① ⑤⓪⓪ ⑩⓪ ⑩ ① ⑩ 　　　　　円

7　⑤ ⑩ ⑤⓪⓪ ⑤ ⑩⓪ ⑩ ⑤ ⑩⓪ 　　　　　円

8　⑤⓪⓪ ① ⑤⓪⓪ ⑤ ① ⑩⓪ ⑤⓪ ① 　　　　　円

9　⑩⓪ ⑤⓪ ⑩⓪ ⑤⓪ ⑤ ⑤⓪⓪ ① ⑤⓪ 　　　　　円

10　⑤⓪ ⑩ ⑩⓪ ⑤⓪ ⑤⓪ ⑤⓪⓪ ① ⑩⓪ 　　　　　円

352日
の答え ▶ 　1 18, 52　2 9, 8　3 20, 3　4 30, 33
　　　　　5 8, 32　6 28, 15　7 9, 1　8 19, 28

357

線でつながったマスどうしを足して、□に答えを書きましょう。

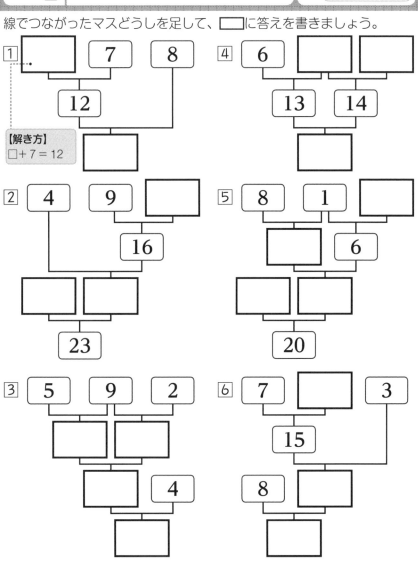

1 [　] [7] [8]

[12]

【解き方】
□ + 7 = 12

2 [4] [9] [　]

[16]

[23]

3 [5] [9] [2]

[4]

4 [6] [　] [　]

[13] [14]

5 [8] [1] [　]

[6]

[20]

6 [7] [　] [3]

[15]

[8]

353日
の答え
1 7, 2　2 1, 3　3 9, 6　4 5, 2
5 4, 8　6 7, 4　7 8, 5　8 9, 8
※上段、下段の順です。

358

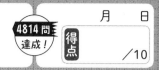

できるだけ早く計算をしましょう。数字をメモして計算してもOKです。

1　$4 + 7 - 5 + 3 + 9 - 2 + 6 + 1 + 8 - 2 =$

2　$7 + 5 - 3 - 1 - 2 + 7 + 4 + 5 - 9 + 8 =$

3　$3 - 1 + 7 - 6 + 8 - 2 - 5 + 7 + 4 - 3 =$

4　$5 - 2 + 3 + 9 - 7 + 5 - 8 + 4 - 2 - 1 =$

5　$6 + 5 - 4 + 3 + 8 - 2 - 7 + 5 - 9 - 4 =$

6　$8 - 4 - 1 + 6 - 3 + 7 + 8 - 4 - 2 + 5 =$

7　$9 - 7 + 1 + 5 - 6 + 4 - 3 + 2 + 8 + 6 =$

8　$5 + 4 + 8 - 7 + 3 + 1 - 2 + 6 - 5 - 3 =$

9　$4 + 7 - 2 + 8 - 5 - 3 + 6 - 4 + 6 - 7 =$

10　$9 - 1 - 5 + 7 + 6 - 4 - 2 - 3 + 5 - 9 =$

次の計算をしましょう。

1
```
      1   7
  +   3   4
  _____
```

2
```
      4   5
  +   2   9
  _____
```

3
```
      6   8
  -   1   8
  _____
```

4
```
      5   3
  +   4   9
  _____
```

5
```
      9   1
  -   1   9
  _____
```

6
```
      6   4
  -   3   5
  _____
```

7
```
      2   6
  +   4   7
  _____
```

8
```
      9   0
  -   3   8
  _____
```

355日
の答え ▶
1 5, 20　2 7, 3, 20　3 14, 11, 25, 29　4 7, 7, 27
5 5, 9, 5, 15　6 8, 18, 26
※上段から下段、左から右の順です。

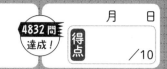
計算をして、答えを数字で書きましょう。文字を数字で書いて計算してもOKです。

① ろくじゅうはち － 🎲 ＋ 十九 ＝ ☐

② 🎲 ＋ 三十一 － ニジュウサン ＝ ☐

③ ナナジュウ － 🎲 － 四十二 ＝ ☐

④ 二十七 ＋ サンジュウゴ － 🎲 ＝ ☐

⑤ ナナジュウハチ － ごじゅうに － 十八 ＝ ☐

⑥ 🎲 ＋ 五十三 － にじゅうろく ＝ ☐

⑦ よんじゅうはち － サンジュウナナ ＋ 🎲 ＝ ☐

⑧ 二十六 ＋ 🎲 － ジュウキュウ ＝ ☐

⑨ サンジュウハチ － 二十三 ＋ 🎲 ＝ ☐

⑩ 🎲 ＋ ごじゅうご － ヨンジュウイチ ＝ ☐

356日
の答え ▶ ①29 ②21 ③12 ④6 ⑤1 ⑥20 ⑦19 ⑧10 ⑨10 ⑩3

361

できるだけ早く計算をしましょう。数字をメモして計算してもOKです。

1　$8 - 3 + 5 - 4 + 9 - 6 - 2 + 7 - 9 + 1 =$

2　$5 + 9 + 3 - 7 + 5 - 4 - 8 + 6 + 4 - 5 =$

3　$3 + 7 - 2 + 4 - 1 + 6 + 5 - 2 + 8 - 9 =$

4　$7 - 4 - 2 + 9 + 6 - 7 + 1 - 3 - 1 + 8 =$

5　$8 - 3 + 7 - 2 - 1 + 9 - 6 - 4 - 3 + 2 =$

6　$4 + 5 - 6 + 2 + 3 - 5 - 1 + 2 + 4 - 3 =$

7　$6 + 2 - 4 - 1 + 5 + 7 + 3 - 2 + 8 - 6 =$

8　$9 - 1 + 7 - 3 + 4 + 5 + 2 - 6 - 7 + 5 =$

9　$8 - 2 + 7 + 5 - 9 + 4 - 5 + 8 + 1 - 4 =$

10　$2 + 5 + 7 - 4 - 1 + 3 - 6 + 9 - 8 - 3 =$

357日
の答え ▶ 1 51　2 74　3 50　4 102　5 72　6 29　7 73　8 52

□にあてはまる数を書きましょう。

1　□ − 6 = 5

2　□ × 2 = 16

3　7 + □ = 9

4　□ ÷ 3 = 5

5　22 − □ = 8

6　5 × □ = 45

7　□ + 3 = 16

8　□ ÷ 7 = 4

9　19 − □ = 7

10　7 × □ = 21

11　□ + 11 = 15

12　5 ÷ □ = 5

13　13 − □ = 11

14　□ × 6 = 30

15　□ ÷ 9 = 3

16　16 + □ = 20

17　24 − □ = 7

18　□ × 7 = 56

19　□ + 15 = 18

20　30 ÷ □ = 5

358日▶ 　1 85　2 13　3 25　4 61　5 8
の答え　　6 31　7 17　8 10　9 19　10 20

363

次の計算をしましょう。

1　13 − 7 + 1 =

11　4 + 9 − 3 =

2　6 ÷ 2 =

12　3 × 1 =

3　2 + 10 − 7 =

13　12 − 5 + 7 =

4　5 × 7 =

14　64 ÷ 8 =

5　18 + 8 =

15　13 + 5 − 6 =

6　56 ÷ 7 =

16　24 − 15 =

7　20 − 9 + 5 =

17　6 + 9 + 2 =

8　9 × 3 =

18　24 ÷ 4 =

9　24 − 7 − 13 =

19　3 + 18 − 7 =

10　12 ÷ 2 =

20　9 × 5 =

359日
の答え▶ 1 6　2 8　3 19　4 14　5 7　6 5　7 18　8 15　9 13　10 4

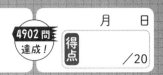

□には、＋か－が入ります。あてはまる符号を書き式を完成させましょう。

1. 9 □ 2 □ 5 = 12

2. 6 □ 5 □ 3 = 14

3. 2 □ 1 □ 4 = 5

4. 3 □ 7 □ 2 = 8

5. 12 □ 6 □ 3 = 9

6. 5 □ 4 □ 5 = 6

7. 15 □ 7 □ 4 = 4

8. 6 □ 6 □ 3 = 15

9. 13 □ 5 □ 2 = 16

10. 8 □ 4 □ 9 = 13

11. 13 □ 7 □ 2 = 4

12. 5 □ 8 □ 3 = 16

13. 9 □ 4 □ 2 = 7

14. 15 □ 2 □ 5 = 8

15. 7 □ 8 □ 2 = 17

16. 10 □ 3 □ 8 = 5

17. 6 □ 1 □ 4 = 9

18. 12 □ 9 □ 1 = 4

19. 3 □ 3 □ 2 = 8

20. 5 □ 15 □ 4 = 16

360日の答え▶ ①11 ②8 ③2 ④15 ⑤14 ⑥9 ⑦13 ⑧28 ⑨12 ⑩3 ⑪4 ⑫1 ⑬2 ⑭5 ⑮27 ⑯4 ⑰17 ⑱8 ⑲3 ⑳6

コインで足し算。合計額はいくらになるでしょう。

1　⑤⓪ ① ⑤ ⑩ ⑤ ① ⑩ ⑤　□ 円

2　⑩⓪ ⑩ ⑤⓪ ⑩ ⑩⓪ ① ⑩⓪ ⑩　□ 円

3　⑤⓪⓪ ⑤⓪ ⑩ ⑤ ⑤⓪⓪ ⑩⓪ ⑤⓪ ⑤⓪　□ 円

4　⑩ ⑤ ⑩ ① ⑤⓪ ⑩ ① ①　□ 円

5　① ⑤⓪⓪ ① ⑤⓪⓪ ⑤ ① ⑤⓪⓪ ⑤⓪　□ 円

6　⑤ ⑩⓪ ⑩ ⑤ ⑩ ⑩⓪ ⑤ ⑩　□ 円

7　⑩⓪ ⑤⓪ ① ⑤⓪⓪ ⑩⓪ ① ⑤⓪ ⑩⓪　□ 円

8　⑤⓪⓪ ⑤⓪⓪ ⑩⓪ ⑩ ⑩⓪ ⑤⓪⓪ ⑩ ①　□ 円

9　⑩ ⑩ ⑤⓪ ⑩⓪ ① ⑤ ① ⑤⓪　□ 円

10　⑤⓪ ⑩⓪ ⑩ ⑤⓪⓪ ⑩ ⑤⓪⓪ ① ⑤　□ 円

361日
の答え ▶ ①7 ②3 ③5 ④35 ⑤26 ⑥8 ⑦16 ⑧27 ⑨4 ⑩6
⑪10 ⑫3 ⑬14 ⑭8 ⑮12 ⑯9 ⑰17 ⑱6 ⑲14 ⑳45

時間の筆算です。□時間□分と答えましょう。

1　18 時間 10 分
　－ 12 時間 34 分
　　□時間□分

5　11 時間 50 分
　＋ 14 時間 29 分
　　□時間□分

2　14 時間 21 分
　＋ 9 時間 19 分
　　□時間□分

6　13 時間 20 分
　－ 7 時間 33 分
　　□時間□分

3　16 時間 30 分
　－ 10 時間 8 分
　　□時間□分

7　 8 時間 41 分
　＋ 19 時間 53 分
　　□時間□分

4　15 時間 35 分
　＋ 17 時間 55 分
　　□時間□分

8　12 時間 19 分
　＋ 16 時間 42 分
　　□時間□分

362日
の答え▶
1 －, ＋　2 ＋, ＋　3 －, ＋　4 ＋, －　5 －, ＋　6 －, ＋　7 －, －
8 ＋, ＋　9 ＋, －　10 －, ＋　11 －, －　12 ＋, ＋　13 －, ＋　14 －, －
15 ＋, ＋　16 ＋, －　17 －, ＋　18 －, ＋　19 ＋, ＋　20 ＋, －

できるだけ早く計算をしましょう。数字をメモして計算してもOKです。

① $2 + 9 + 4 + 5 - 3 + 1 - 7 + 6 + 3 - 8 =$

② $5 + 3 - 7 + 2 - 1 + 4 + 9 - 3 - 8 + 6 =$

③ $9 - 4 + 2 - 5 + 9 - 1 - 8 + 2 + 6 - 3 =$

④ $7 - 1 + 8 - 5 - 4 + 2 - 3 + 8 - 5 + 7 =$

⑤ $6 + 5 - 4 + 2 - 8 + 3 + 1 - 4 + 8 - 5 =$

⑥ $1 + 9 - 5 + 3 - 4 + 7 - 2 - 6 + 4 - 1 =$

⑦ $8 - 4 + 2 + 5 - 1 + 5 - 6 + 3 - 5 + 9 =$

⑧ $7 - 5 + 6 - 4 + 5 + 6 - 8 + 9 - 2 - 1 =$

⑨ $6 + 2 + 5 - 9 - 3 + 7 + 1 - 2 - 6 + 8 =$

⑩ $3 + 6 - 4 + 7 - 5 - 1 + 8 - 4 + 2 - 7 =$

363日▶ ① 87　② 381　③ 1265　④ 88　⑤ 1558
の答え　⑥ 245　⑦ 902　⑧ 1721　⑨ 227　⑩ 1176

計算をして、答えを数字で書きましょう。文字を数字で書いて計算してもOKです。

1 ＋ サンジュウロク ＋ じゅうはち ＝ ☐

2 三十五 ＋ よんじゅうなな － ＝ ☐

3 ヨンジュウサン － ☐ ＋ 十八 ＝ ☐

4 ごじゅうさん＋二十九－サンジュウロク＝ ☐

5 ☐ ＋ 五十三 ＋ じゅうなな ＝ ☐

6 六十二 － ☐ － ニジュウロク ＝ ☐

7 ゴジュウヨン － さんじゅうさん ＋ ☐ ＝ ☐

8 ななじゅう － ☐ － 四十六 ＝ ☐

9 ☐ ＋ サンジュウゴ － にじゅうはち ＝ ☐

10 五十四 － じゅうさん － ☐ ＝ ☐

364日▶ ① 5，36 ② 23，40 ③ 6，22 ④ 33，30
の答え　⑤ 26，19 ⑥ 5，47 ⑦ 28，34 ⑧ 29，1

川島隆太教授の脳トレ
計算大全　数字パズル編　日めくり366日

2020年4月21日　　第1刷発行

監修者	川島隆太
発行人	鈴木昌子
編集人	滝口勝弘
編集長	古川英二
発行所	株式会社　学研プラス
	〒141−8415　東京都品川区西五反田2-11-8
印刷所	中央精版印刷株式会社

STAFF		
	編集制作	株式会社エディット
	本文DTP	株式会社千里
	校正	奎文館

この本に関する各種お問い合わせ先

●本の内容については、下記サイトのお問い合わせフォームよりお願いします。
　https://gakken-plus.co.jp/contact/
●在庫については　Tel 03-6431-1250（販売部直通）
●不良品（落丁・乱丁）については　Tel 0570-000577
　学研業務センター
　〒354−0045　埼玉県入間郡三芳町上富279-1
●上記以外のお問い合わせは　Tel 0570-056-710（学研グループ総合案内）

学研の書籍・雑誌についての新刊情報・詳細情報は、下記をご覧ください。
学研出版サイト　https://hon.gakken.jp/